图解口腔美学种植修复临床规范

骨增量要点

主 编 谭 震　总主编 于海洋

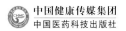

中国健康传媒集团
中国医药科技出版社

图书在版编目（CIP）数据

骨增量要点 / 谭震主编 . — 北京：中国医药科技出版社，2023.3

（图解口腔美学种植修复临床规范）

ISBN 978-7-5214-3759-1

Ⅰ . ①骨… Ⅱ . ①谭… Ⅲ . ①种植牙—口腔外科学—图解 Ⅳ . ① R782.12-64

中国国家版本馆 CIP 数据核字（2023）第 020245 号

美术编辑　陈君杞
版式设计　也　在

出版　**中国健康传媒集团** | 中国医药科技出版社
地址　北京市海淀区文慧园北路甲 22 号
邮编　100082
电话　发行：010-62227427　邮购：010-62236938
网址　www.cmstp.com
规格　787 × 1092 mm $\frac{1}{32}$
印张　$4\frac{7}{8}$
字数　129 千字
版次　2023 年 3 月第 1 版
印次　2023 年 3 月第 1 次印刷
印刷　三河市万龙印装有限公司
经销　全国各地新华书店
书号　ISBN 978-7-5214-3759-1
定价　**59.00 元**

获取新书信息、投稿、为图书纠错，请扫码联系我们。

内容提要

　　本书是《图解口腔美学种植修复临床规范》之一。本书主要介绍了临床常见的骨缺损类型和常用的骨增量方法，主要聚焦较低难度以及相对中等难度的临床问题。着重介绍骨缺损的分类和治疗方案的选择，骨增量的基本原则，引导骨组织再生技术，牙槽嵴扩张技术，块状骨 Onlay 移植技术，经牙槽嵴顶的上颌窦底内提升技术，上颌窦侧壁开窗外提升技术，骨增量位点的软组织处理技术，以及各种骨增量技术相关并发症的预防和处理。本书主要供全国各级医疗机构口腔医师、修复工艺技师、口腔护士，以及口腔专业研究生、进修生参考使用。

参编人员

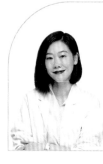

刘文佳

华西口腔医学博士，现任四川口腔医院种植修复科副主任、四川省医疗科技促进会理事、四川省口腔种植专业委员会青年委员，并担任多个口腔种植系统讲师。

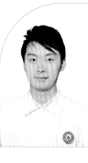

蔺难难

主治医师，重庆医科大学硕士研究生毕业，香港大学 Implant Dentistry 结业证书获得者。四川省种植专业委员会青年委员。

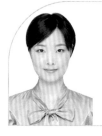

单　硕

毕业于四川大学华西口腔医学院，目前在四川大学华西口腔医院进行规范化培训。

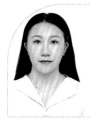

彭 程

　　主治医师，毕业于山西医科大学，曾于华西口腔医院进修，现就职于昆明市西山区人民医院。

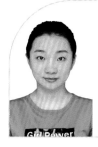

赵 燕

　　毕业于川北医学院口腔医学系，重庆市第七人民医院主治医师。曾在重庆医科大学附属第一医院口腔科规范化培训、四川大学华西口腔医院种植科进修。

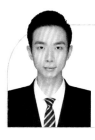

邓诗勇

　　硕士研究生，毕业于四川大学华西口腔医学院。

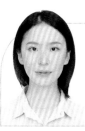

祖 悦

　　毕业于四川大学华西口腔医学院，目前在四川大学华西口腔医院规范化培训。

丛书编委会

总 主 编　于海洋

编　　委（以姓氏笔画为序）

本书编委会

主　编 谭震

副主编 刘文佳　蔺难难　邓诗勇

参编人员（排名不分先后）

刘文佳　蔺难难　单　硕　彭　程

赵　燕　邓诗勇　祖　悦　谭　震

序

　　随着社会的进步和生活水平的持续提高，广大人民群众对美观和舒适度高的口腔美学种植修复的需求也不断提高。为了更好地服务人民的口腔健康，我们组织编写《图解口腔美学种植修复临床规范》口袋书，旨在帮助规范和提高基层口腔工作者的服务能力和水平。

　　作为口腔医学的热门领域，口腔美学种植修复新技术飞速发展。这也给医务工作者的临床工作提出了更高的要求。提高口腔医生整体素质，规范各级医疗机构医务人员执业行为已经成为业界和社会关注的热点。《图解口腔美学种植修复临床规范》口袋书的编写与出版旨在对口腔医生、修复工艺技师、口腔护士的医疗行为、制作设计、护理技术提出具体要求，在现有专业共识性认知的基础上，使日常口腔美学种植修复流程做到科学化、规范化、标准化。

　　本丛书为小分册、小部头，方便携带，易于查询；内容丰富，基本涵盖了口腔美学种植修复中的临床基本治疗规范及临床新技术，从各辅助工具如口腔放大镜、显微镜、口扫面扫、HE 架及各类种植修复常见设备，到各类临床技术如美学修复预告、比色、虚拟种植、骨增量技术，再到常见的瓷美学修复如瓷贴面、瓷嵌体、瓷全冠的临床修复技术。

本丛书主要由近年来崭露头角的中青年临床业务骨干完成，他们传承了严谨认真、追求卓越的精神，从临床实践出发，聚焦基层临床适宜技术的推广，以科学性、可及性、指导性为主旨，来规范口腔美学种植修复的主要诊疗工作，方便全国各级医疗机构的口腔医务人员在临床实践中参考应用。

因学识所限，本丛书难免存在疏漏之处，真诚希望广大读者提出宝贵意见和建议，以便今后进一步修订完善。

最后感谢国家口腔医学中心、四川大学华西口腔修复国家临床重点专科师生对本套丛书的大力支持！

于海洋

2023 年 1 月

前　言

随着种植体设计及表面处理技术的改进、数字化技术在口腔种植中的大量应用，口腔种植发生了翻天覆地的变化。现在，种植义齿已成为常用的修复牙齿缺失的方法。

口腔种植从 20 世纪末的艰难起步到 21 世纪初的快速发展，再到现在达到相当成熟。道路是曲折的，但速度是惊人的。现在，我国一线城市的口腔种植水平已经与世界接轨，二三级城市也在飞速发展，越来越多的口腔医师开始从事种植治疗，越来越多的患者选择种植牙。但是，超过 50% 的病例存在骨缺损，需要进行骨增量之后再进行种植治疗。这使得许多种植医师的临床工作变得更为复杂，每天纠结在对于不同的病例如何选择骨增量技术，又如何顺利完成这些相对复杂的手术。本书就是针对这种状况，着重介绍骨缺损的分类和治疗方案的选择，骨增量的基本原则，引导骨组织再生技术，牙槽嵴扩张技术，块状骨 Onlay 移植技术，经牙槽嵴顶的上颌窦底内提升技术，上颌窦侧壁开窗外提升技术，骨增量位点的软组织处理技术，以及各种骨增量技术相关并发症的预防和处理。其中涉及的骨增量技术都是具有大量的、长期的临床证据支持的口腔种植临床关键技术。全书本着能够帮助青年医师迅速学会骨增量技术的原则，特别介绍了具体的治疗步骤和涉及的关键数据。

本书从筹划到完成，所有编者都付出了大量的心血，于海洋教授更是全程关注此书的编写进展。在此，向他们表示最诚挚的谢意！

由于编写时间、精力所限，本书难免存在不足之处，希望广大读者批评指正。

编 者

2023 年 1 月

目 录

第一章

牙槽嵴缺损分类和临床决策

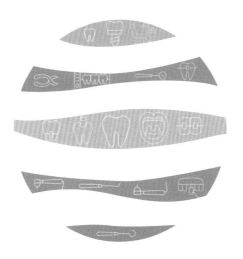

第一节

概述

由于各种原因导致牙齿脱落，随之发生的是牙槽骨的吸收，牙槽骨的宽度和高度均会出现相应改变。缺牙后牙槽嵴形态的改变导致许多位点骨量不足以进行常规的种植治疗。对于牙槽嵴缺损的分类，目前存在许多分类系统。最简单的牙槽骨缺损分类包括：水平型骨缺损（包括旁穿型和裂开型）；垂直型骨缺损和复合骨缺损（包括环型骨缺损等）。该方法分类较为简单，与临床治疗策略难以精确对应，缺少足够的临床意义。

现有的骨增量方法和技术的种类繁多，可以采用骨传导和骨诱导材料进行单纯植骨、引导骨组织再生（GBR）、骨挤压、骨劈开、骨块移植、牵张成骨、上颌窦底提升、细胞治疗技术、骨组织工程技术等。除了细胞治疗技术和组织工程技术尚未大规模开展以外，其他技术在临床都已大量开展，趋于成熟。那么，对于某个种植位点的骨缺损，到底选择何种方法进行骨增量？

另外，面对种类繁多的骨再生材料，许多全科医师或者年轻种植医师每天都必须做出"艰难"的选择。那么，到底如何选择这些材料呢？

牙槽嵴缺损分类

牙槽骨缺损的分类方法繁多，选择一个合适的分类系统，对于临床医师进行决策是非常关键的。早年，Cawood 和 Howell 认为牙槽骨在牙齿缺失后，会按照一定的模式发生骨改建。他们将上颌牙槽突骨缺损分为 I ~ VI 类，其中 I 代表牙齿未脱落前牙槽骨的状况，II 代表拔牙后的状况，III 代表牙槽嵴形态完好（宽度和高度足够），IV 代表刃状牙槽嵴（高度足够但宽度不足），V 代表牙槽嵴低平（高度和宽度均不足），VI 代表严重吸收的牙槽嵴（余留基骨）。临床 IV ~ VI 类骨缺损都限制了局部位点的种植修复。以上颌前牙为例，展示了不同种类的牙槽骨缺损状态（图 1-1）。

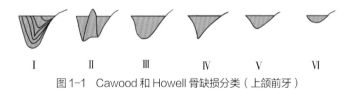

| I | II | III | IV | V | VI |

图 1-1　Cawood 和 Howell 骨缺损分类（上颌前牙）

另一种骨缺损的分类方法则是 2010 年 Buser 在他的专著里提出，基于种植体植入后局部残留的骨壁数量将缺损分为一壁骨缺损、二壁骨缺损和三壁骨缺损（图 1-2）。

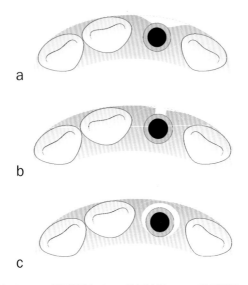

图1-2　a.一壁骨缺损；b.二壁骨缺损；c.三壁骨缺损

在2014年，Benic GI等根据预期植体植入部位进行分类。该分类目前比较常用，一共分为6类。

0类：有足够的骨量用于标准种植体的植入；

1类：种植体表面与完整骨壁之间的牙槽骨内缺损；

2类：种植体周围缺损，由邻近的骨壁提供植骨区域体积的稳定；

3类：种植体周围缺损，邻近的骨壁不能提供植骨区域体积的稳定；

4类：水平型牙槽嵴缺损，需要植入种植体前植骨；

5类：垂直型牙槽嵴缺损，需要植入种植体前植骨。

1. 0类（轮廓缺损）

仅骨外形轮廓缺损，可使用常规植体获得良好的骨结合，对于非美学区的后牙，可以直接种植，不进行GBR程序。对于美学要求高的区域，可使用可吸收膜和颗粒骨替代材料进行引导骨组织再生。

2. 1 类（牙槽窝内缺损）

植入植体的缺损部位四周有完整的骨壁，常见于即刻种植。对于非美学区的后牙，种植体周围水平向跳跃间隙小于 2mm，可不进行骨增量。水平向跳跃间隙大于 2mm，需在跳跃间隙内植骨并覆盖可吸收膜。对于美学要求高的位点，需要使用类似于分类 2 的处理方式：翻瓣并使用可吸收膜 + 骨替代材料进行GBR。

3. 2 类（裂开型骨缺损）

可以使用以下治疗策略：①可吸收膜 + 自体骨屑 + 骨替代材料进行过量植骨。这就需要软组织瓣的充分减张，否则龈瓣张力过大可能造成伤口裂开。②使用可吸收膜 + 块状植骨材料植骨，无需过量植骨。最近有研究（Jung E 等，2021）表明，使用修剪过的胶原骨块进行"L-Shape"植骨技术，对种植体平台水平的水平向骨厚度的稳定性更佳。

4. 3 类（裂开型骨缺损）

分类 3 型骨缺损与分类 2 型骨缺损的区别是骨缺损为半有利型骨缺损或不利型骨缺损。植体周围骨缺损，缺损部位的植骨材料缺乏邻侧骨壁支持，推荐使用有空间支撑能力的不可吸收膜结合颗粒状骨替代物，建议使用钛钉来加强膜的适合性和稳定性。可吸收膜可应用于不可吸收膜上，目的是在软组织开裂时促进伤口的自发愈合。严密缝合创口，促进植骨部位的黏膜下愈合。如果认为缺损区域的黏膜厚度、宽度不足，在进行植骨之前可能需要进行软组织移植手术。

5. 4 类（水平型缺损）

牙槽嵴的宽度不足，使种植体在预期修复位置缺乏初期稳定性。可选择先植骨，愈合后再进行种植。单独利用自体骨块，或联合骨替代物和 / 或胶原膜的方法可靠性较好。当局部牙槽嵴宽度只需少许加宽时，可使用不可吸收膜结合颗粒状去蛋白异种骨，须注意的是，可能出现植骨不足需要额外植骨的情况，且有较高的并发症发生率。

6.5 类（垂直型缺损）

当垂直方向上骨高度不足，或软组织形态不理想，需要硬组织支持的骨缺损，可分阶段进行植骨术和种植体植入术。可采用自体骨块单独或联合骨替代物和/或胶原膜的方法植骨。由于植骨部位位于牙槽嵴顶且植骨量较大，无张力的伤口严密缝合更难实现，软组织并发症较 4 类骨缺损更高。

也有学者提出将针对骨缺损分类的评估时点提前，如在拔牙后就立即进行评估。2005 年，Caplanis Nicholas 等人提出在拔牙后进行牙槽嵴探测分类（EDS）。主要根据牙槽窝骨壁破坏情况、生物型等将牙槽窝分为 EDS-1、EDS-2、EDS-3、EDS-4 四种情况。Firas Al Yafi 等人针对牙槽嵴保存（ARP）的适应证提出了一种牙槽窝的综合评估及分类方法，该分类方法同时考虑硬组织和软组织因素。硬组织检查应包括邻间骨高度、颊侧骨板厚度和完整性，以及余下的牙槽窝壁。软组织检查包括软组织轮廓及其与基骨、牙龈表型和美学的关系。评价因素包括邻间骨高度、颊侧骨板厚度及完整性、牙龈轮廓和龈乳头形态、牙龈表型及是否为美学区。该分类将牙槽窝分为 Class ⅠA、Class ⅠB、Class ⅡA、Class ⅡB、Class ⅢB、Class ⅣA 和 Class ⅣB。

在理想的情况下（Class ⅠA），拔牙时应立即植入种植体。在牙龈轮廓正常的情况下（Class ⅠB 类或 Class ⅡA 类），种植体植入可能需要辅以软组织和/或硬组织移植。另一方面，牙龈唇颊侧中部凹陷或大块骨缺损（Class ⅡA 类或 Class ⅡB 类）会影响即刻种植的效果；运用 ARP 或推迟种植时间（4~8 周）可能是更好的选择。对于一些位点，可以考虑三阶段治疗模式：第一阶段 ARP；第二阶段种植位点的软硬组织重建，第三阶段为愈合后的种植体植入。对一些美学区严重骨缺损的病例，特别是在缺乏垂直骨高度（Class ⅣB 类）的部位，建议采用这种分阶段治疗模式。此外，在一些极为复杂的病例中，建议使用重组生长因子（Castro AB 等，2017）和血小板浓缩产品（Wallace SC 等，

2013 ）。

在该分类中，美学是决定治疗方法的重要影响因素。当患者笑线低并且对美观要求不高时，前牙区也可以被视为非美学区。相反，在一个高度关注美学的病人笑容能露出大多数牙齿时，上颌后牙也可以被评估为美学区（Class ⅣA 级 vs.Class ⅣB 级）。

可见上述这两种方法（Caplanis N 等，2005；Al Yafi F 等，2019）均将评估时点提前，同时，还同时考虑了软硬组织缺损的问题。对于骨缺损导致的牙槽嵴外形变化，其结果必然导致局部同时出现软组织缺损（Araujo MG 等 2015）。局部软组织缺损有三种呈现情况：①局部健康的角化牙龈逐渐被非角化的可动黏膜所代替（Carr AB 等 2016）。一般来讲，这类位点需要在种植修复前进行角化龈移植。②由于骨缺损导致牙槽嵴体积变小，上覆的软组织面积也随之降低，在进行骨增量后，局部软组织难以覆盖骨增量后的牙槽骨。通常情况下，这种骨缺损可以采用软组织松解来解决局部软组织的覆盖和初期关闭问题。③由于局部瘢痕或者先天原因所致的软组织表型为薄型，会导致其血供不足，如果进行软组织松解潜力不够，发生局部创口裂开的可能性更大（图 1-3 a-e）。这种情况通常需要在骨增量手术前进行软组织移植来解决。

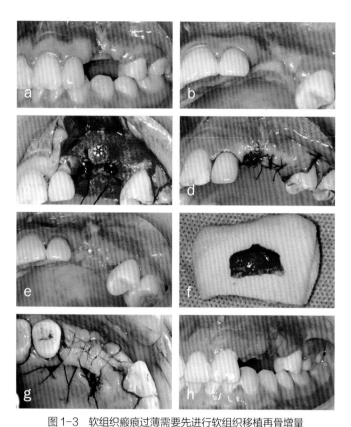

图1-3 软组织瘢痕过薄需要先进行软组织移植再骨增量

a、b. 该病例由于外伤导致牙槽骨缺损，软组织瘢痕较薄；c、d. 进行骨环植骨并结合常规GBR；e. 愈合过程中出现创口裂开，局部感染；f、g. 局部清创后进行结缔组织移植改善局部组织状态；h. 移植后局部软组织丰满健康、有一定盈余

因此，完善的牙槽嵴缺损分类不仅应该包括骨组织和软组织缺损状况，以及是否为美学区，还要便于与治疗决策相对应。鉴于此，我们将2014年Benic GI的种植位点骨缺损的各种分类结合局部软组织状况、是否为美学区提出了相应的治疗建议（表1-1）。

表1-1 骨缺损分类与治疗方案推荐

Benic GI的骨缺损分类	0	1	2	3	4	5
示意图						
缺损描述	牙槽嵴轮廓缺损，有足够的骨量用于标准种植植入	种植体表面与完整骨壁之间存在牙槽窝内缺损，类似于三壁骨缺损	种植体周围骨开裂，相邻的骨壁可提供骨区域稳定性，类似于二壁骨缺损	种植体周围骨开裂，相邻的骨壁无法提供植骨区域稳定性，类似于一壁骨缺损	水平性骨缺损	垂直性骨缺损或复合骨缺损
治疗方案（推荐）						

Benic GI的骨缺损分类	0	1	2	3	4	5
角化牙龈不足（美学区及非美学区）	种植与骨增量同期 可吸收屏障膜	种植与骨增量同期 可吸收屏障膜	种植与骨增量同期 可吸收屏障膜	种植与骨增量同期 不可吸收屏障膜	延期种植 可吸收屏障膜	延期种植 可吸收屏障膜
	为确保种植体周围有足量的角化牙龈，所有病例均需要在修复前选择合适的时机进行角化黏膜移植；进行软组织移植前尽量采用理想植入口腔；一旦种植体接入口腔，局部的可动黏膜会直接导致种植体周病的发生					
软组织瘢痕或过薄（非美学区）	可以不进行软组织移植		需先进行软组织移植再进行骨增量			
软组织瘢痕或过薄（美学区）	由于较薄的软组织进行任何外科操作均可能导致软组织退缩，所以需要先进行软组织移植，再进行骨增量，还可以减少骨增量的风险。可显著降低美学风险					

另外，随着种植治疗的快速发展，越来越多的病例因为并发症导致种植体周围骨损。Madi M 等（2014）提出了种植体周围骨缺损的分类：

Ⅰ类骨缺损：表现为牙槽嵴内的种植体周骨缺损。

Ⅱ类骨缺损：在Ⅰ类骨缺损的基础上，出现牙槽嵴顶吸收的种植体周骨缺损（种植体暴露）。

Ⅲ类骨缺损：在Ⅱ类骨缺损的基础上伴有颊侧暴露的种植体周骨缺损。

此分类由于同样存在前述问题目前应用有限。

第三节

治疗方案的选择

对于不同的种植位点到底选择何种方式进行骨增量是一个非常困难的话题。国际种植学会 ITI 在 2008 年第四次共识性会议上认为不同骨增量方式的适应证难以确定，但优先选用简单、微创、并发症少的方式进行相应的骨增量操作。

有关水平骨增量，到底是选择种植体植入与骨增量同期进行还是分期进行，这也是许多临床医生关心的问题。有学者（Milinkovic L 等，2014）通过文献回顾分析建议当牙槽嵴宽度大于 4mm 时，采用种植体植入后同期进行 GBR 治疗。但当牙槽嵴宽度小于 3.5mm 时，建议先进行 GBR、骨块植骨、牙槽嵴扩张等技术增加牙槽嵴宽度，待创口愈合后再进行种植手术。原因主要是如果牙槽嵴宽度过窄，那么局部的骨再生潜能不足，愈合会受影响，或者即便初步愈合，后期也会改建退缩。Arnal HM 等（2022）研究了采用常规 GBR 技术和香肠技术（每组 16 个患者）进行刃状牙槽嵴的水平向骨增量，常规 GBR 组获得了平均 2.7mm 的骨量，而香肠技术组获得了平均 5.3mm 的骨量。以图 1-4，图 1-5 作为病例举证说明。

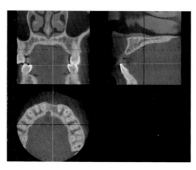

图 1-4　患者 21 缺失，牙槽嵴剖面图显示基部较宽，嵴顶较薄，呈金字塔型

图 1-4 病例是一个典型的水平型骨缺损，牙槽骨基部很宽，但往嵴顶逐渐变窄。这是典型的进行骨劈开和骨挤压的适应证。而垂直型骨缺损和复合骨缺损（包括环形骨缺损等），由于涉及软组织的限制，骨再生的难度偏高。

图 1-5 这样的缺损，由于畸形恒牙的滞留导致局部垂直骨高度缺少 10mm 以上，常规简单的 GBR 技术是很难解决骨再生问题的，需要块状骨植骨。块状骨植骨不仅具有支撑作用，如果采用的是自体骨块，还具有骨生成作用，能直接促进局部骨组织形成。

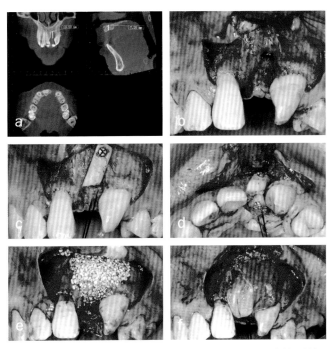

图 1-5 该患者有埋伏牙，拔除后局部种植位点骨组织有垂直性骨缺损，高度超过差 10mm，是典型的垂直骨缺损

对于垂直骨缺损，Milinkovic L 等（2014）认为，如果种植体同期骨增量，可提高约 3.04mm 骨组织，而单独进行垂直骨增量则可以获得 4.3mm 骨再生量。如果垂直骨重建超过 4mm，建议采用块状骨移植。所以这提示对于垂直骨增量，4mm 可能是一个界限，超过 4mm 的垂直骨增量不建议采用常规的 GBR 治疗，即不建议采用胶原屏障膜结合骨替代材料的方法。这一结论在 2019 年 Urban 等的文献回顾中得到印证。Urban 等在这篇系统回顾和 Meta 分析中比较了采用牵张成骨、GBR、块状骨植骨等几种方式治疗垂直骨缺损，并对这几种方法最后的治疗效果和

并发症做了统计分析，结果如下：牵张成骨可以获得 8.04mm 骨量，并发症比率 47.3%；GBR 是 4.18mm 和 12.1%；块状骨植骨是 3.46mm 和 23.9%。

当然，这篇文献回顾认为常规 GBR 效果好于块状骨植骨，这与我们平常对这两个技术的看法存在一定的认知差异，这可能与不同的研究团队采用了不同的块状骨材料（自体骨、同种异体骨、异种骨块和骨片）或研究方法的差异有密切关系。当然，这也再次提示临床医师，是否可以通过更为简单、更加微创的方法来解决相对复杂的骨增量问题。

但自体骨块移植是解决不利型骨缺损，或者一壁骨缺损的有效方法。Von Arx 和 Buser 等（2006）对 42 个病例采用自体骨块结合 GBR 解决水平骨缺损，获得平均 4.6mm 的骨量（跨度从 2~7mm）。而 Troeltzsch 等（2016）分析了 184 个研究，平均获得 4.5mm 水平骨增量。对于采用自体骨块进行垂直骨增量，Hameed M H 等（2019）通过对 5 篇前瞻性研究和 2 篇回顾性研究发现采用自体骨块可以获得 1.4~6.5mm 的骨增量。其中 Kim JW 等（2013）对自体骨块移植进行了长达 12 年（平均 7.1 年）的研究，发现可以获得平均 6.5mm 左右的垂直骨量。

Milinkovic L 等（2014）也认为就目前而言，各种骨增量技术的具体适应证还依赖于临床医生自己把握。尽管如此，越来越多的科学证据已经给我们提供了许多决策依据。表 1-2 是根据不同的文献列出了几种骨增量方法的适应证和大概的预期效果。读者可以根据不同位点的状况和对骨增量的要求灵活选择不同的骨增量技术。

图 1-6 的病例中，三个种植位点（14，22，43）考虑进行种植修复。根据患者原有的 CBCT 显示三个位点均为水平向骨缺损，但 14 位点嵴顶骨宽度充足，完全可以容纳种植体的植入，所以只需要植骨恢复颊侧前庭沟的塌陷。而 22 和 43 位点均为一壁骨缺损，采用常规骨替代材料结合胶原屏障膜的简单 GBR 很难达到较好的效果，故采用了骨劈开结合 GBR 技术进行骨增量，

这样不仅仅可以开放骨髓腔，增加局部骨替代材料的稳定性，还可以同期植入种植体。骨增量完成后，根据术前的数字化美学设计完成修复，最后获得了满意的治疗效果。

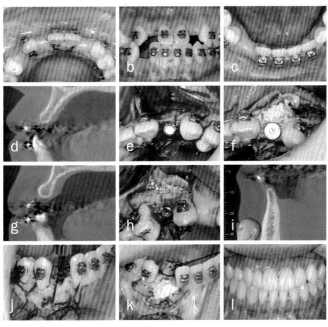

图1-6

a~c. 术前患者口内像

d~f. 22 牙区行骨劈开术

g~h. 14 牙区行 GBR

i~k. 43 牙区行骨劈开术

l. 按照美学修复流程完成修复（冯凝医师完成修复）

表 1-2　骨增量类型与适应证

技术种类	适应证	预期效果
GBR	二壁、三壁、四壁骨缺损；垂直水平骨缺损	获得 2.7~5.3mm 水平骨量，获得 3~4.3mm 垂直骨量
牙槽嵴扩张	牙槽嵴宽 3~4mm；水平骨缺损	获得 2~3mm 水平骨量
Onlay 块状骨移植（自体）	一壁骨缺损或者牙槽嵴宽度小于 3mm；垂直水平骨缺损	获得 4.5mm 水平骨量，获得 3.0~6.5mm 垂直骨量

近年来，由于骨增量手术的可预测性（Adell R 等，1990），以及以修复为导向的种植理念被提出（Garber DA 等，1995），数字化技术与骨增量手术的结合逐渐变得紧密。临床往往可以通过数字化信息的收集、数据的分割和对齐以完成虚拟患者的建立。从最初的口扫、面扫和 CBCT 数据的整合完成的 3D 虚拟患者建立（图 1-7，图 1-8）（Joda T 等，2015），到现在可以采用面部动态数据、动态咬合记录进行 4D 虚拟患者建立。多数病例的治疗可以在软件环境下进行模拟，从而预先获知患者局部位点的骨缺损量，再据此选择合适的骨增量方案。

图 1-7 和图 1-8 的病例，根据美学区种植体唇侧需要 2mm 的骨板厚度可以推测该病例植入位点唇侧水平骨缺损为 3mm 左右，无垂直骨缺损。Chiapasco M 等（2018）称这一理念为"修复为导向的骨增量"。对于笑线较低的患者，部分严重骨缺损其治疗预后不佳，采用修复方法解决局部的软硬组织缺损也是可选方案之一。

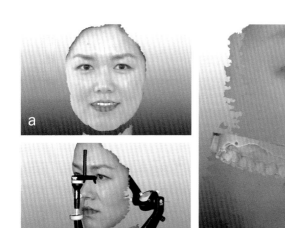

图1-7 建立虚拟患者

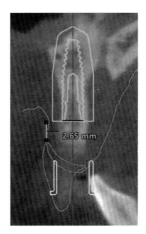

图1-8 设计数字化种植方案

骨替代材料的选择

理想情况下，骨增量的目的是确保骨组织再生、整合和长期稳定，植骨材料应具有生物活性和生物相容性。在骨替代材料植入机体后，愈合过程分为三个阶段：炎症、增殖和改建。炎症是受到创伤后立即开始，持续约 5 天时间。其后细胞增殖，持续约 3 周，形成类骨质和不成熟的编织骨。在最初的愈合过程中，它应该保持体积稳定，随后吸收被新生成的骨组织所替代。骨替代材料主要通过三种不同的机制发挥作用：成骨作用、骨诱导、骨传导。

成骨作用是指在自体骨移植过程中，将具有成骨活性的细胞——成骨细胞同时移植至需要合成骨组织的部位，成骨细胞在局部再血管化过程中产生大量重要的生长因子，分泌了大量的基质从而形成新骨，这类似于骨形成的自然过程。

骨诱导是指原始的、未分化的多能干细胞被激发为成骨细胞。有学者认为这是通过生长因子如骨形态发生蛋白（BMPs）来实现的，而机体内 BMPs 主要位于皮质骨中。

骨传导是细胞沿骨替代材料生长的现象。在骨传导作用中，植骨材料通常作为受植床内的毛细血管、血管周围组织和骨祖细胞长入的支架。现将临床常见的植骨材料分别描述如下。

一、自体骨

因为其具有成骨作用、骨诱导和骨传导，被认为是植骨材料的"金标准"。包括自体骨屑或骨块等，含有许多生长因子，能促进骨再生。但是由于供区并发症和取骨量有限，应用受到一定的限制。同时，自体骨最大的缺点就是吸收速度太快。这个问题会影响骨再生空间的维持，也会妨碍局部骨组织的再生。现一般将自体骨屑与其他骨替代材料混合使用，如遇严重骨缺损需要进行大范围植骨或垂直骨增量的情况，也可采用大块自体骨作为植骨材料的主体，外覆其他骨替代材料。这些自体骨的存在可以增加局部的骨再生潜能。

二、同种异体骨

同种异体骨是来源于人类的骨移植材料，可以从活体供体和尸体中获得，有脱矿型和非脱矿型两种。同种异体骨有三种处理方式，其矿物质和有机物含量各不相同。①未处理骨基质，通过各种技术手段进行无菌处理，如放射线照射松质骨、冻干同种异体骨和新鲜冷冻骨。②保留有机基质的脱钙骨基质（DBM），如脱钙冻干同种异体骨（DFDBA）。③矿化骨，去脂或脱脂，保留无机基质和大部分釉基质，主要是I型胶原。通常使用较多的是脱矿异体冻干骨。目前，国内一些厂家也推出了同种异体骨的相关产品，包括骨粉（来自供体捐赠，取材于四肢骨，以皮质骨为主）、骨块（供体捐献的髂骨，一面皮质骨，一面松质骨）、骨丝（经过处理后的皮质骨，将皮质骨切削成丝状）、膏冻状骨泥（皮质骨丝 + 松质骨粉 + 皮质骨颗粒）等产品（图1-9）。

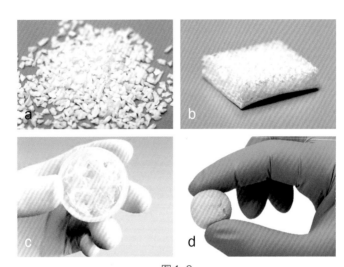

图1-9

a.骨粉；b.皮质、松质骨块；c.骨丝；d.膏冻状骨泥

三、异种骨

从动物身上获得的骨，主要成分为脱蛋白灭菌产品，有来源于牛、猪、马等。生物相容性好，骨传导性出色，替代吸收率较低，甚至在用于上颌窦底提升14年后无机牛骨颗粒仍然存留（Lezzi 等，2007）。在上颌窦底提升中，采用异种骨进行窦底植骨后11年依然可以维持原体积稳定（Mordenfeld A 等 2010）。异种骨最大的优势是骨吸收速度较慢，可以长期维持牙槽嵴外形，维持轮廓美学和软组织的形态和位置。在上颌窦区域，这种吸收速率较慢的材料可以和种植体尖端一起支撑局部的上颌窦黏膜，有助于局部骨组织的再生。

四、异质骨

异质骨，又称合成骨替代材料，如羟基磷灰石（HA）、β-

磷酸三钙（β-TCP）、硫酸钙、生物活性玻璃等。该类材料为无机成分组成，因此仅具有骨传导潜能。他们几乎不会引起任何炎症反应，允许细胞和血管向内生长，并且与骨组织结构有直接连接。

选择材料时必须考虑到材料的性能（表1-3），还要考虑材料的吸收速率。材料的不同种类呈现出不同的吸收速率，但材料的结晶度、直径、表面积和孔隙率等，甚至是患者的局部理化状态也是影响材料吸收速率的重要因素。

表1-3 各种植骨材料性能

	成骨作用	骨诱导	骨传导
自体骨	++	+	+
同种异体骨	–	+/–	+
异种骨	–	–	+
异质骨	–	–	+

就目前来讲，采用GBR等技术进行骨增量，除了考虑PASS原则外，还需要综合考虑局部位点的其他相关因素，如患者的年龄、局部骨床的条件、软组织的厚度和血供、口腔卫生等因素，这些因素体现了局部位点的骨再生潜能。并不是按照标准化的流程完成局部骨替代材料的堆塑就一定能获得完美的骨再生结果。有些部位即便初期愈合后局部外形恢复，但随着时间的延长，局部再生潜能不足的病例又会出现明显的骨改建，局部又会出现骨组织的缺损。随着时间的推进，学界对骨再生的认知进一步加深，已经开始采用生长因子来提升局部骨的再生潜能，促进局部骨再生了。美国FDA已批准使用重组人骨形态发生蛋白2（recombinant human bone morphogenetic protein-2, rhBMP-2）和重组人血小板衍化生长因子（recombinant human platelet-derived growth factor, rhPDGF）应用于临床治疗骨缺损。生长因子可以复合加载在骨替代材料和屏障膜上，用于提升局部骨再生潜能。Jung R E 等（2022）的研究显示经过17年的观察，没有发现使

用 rhBMP-2 会对局部骨组织再生产生明显效应，但该研究只有 8 个患者，采用的是自身对照，因此还需要等待更大量病例、更长时间的追踪。

关键要点：

- 种植体植入前进行软硬组织增量效果较好，而在种植体植入后局部进行软硬组织增量的难度大大增加。
- 骨增量需要遵循微创原则，过度矫正原则。
- 数字化技术为术前准确评估需要增加的组织量提供支持，术者可以更加准确地选择骨增量方式。
- 任何位点的骨增量技术都需要同时评估软硬组织问题。
- 进行骨增量，对局部位点再生潜能的评估也是非常重要的。对于潜能不足者，可以尽可能提升局部再生潜能（使用自体骨或者生长因子等），或者可以降低骨再生期望，或者采用修复手段解决局部软硬组织缺损问题。
- 就目前来讲，对于特定的临床情况，没有证据支持某种材料或者某种技术具有更佳的治疗效果。但任何一种骨增量技术都需要主诊医师具备足够的训练，积累一定的经验（Andre A 等，2021）。

第二章

引导骨组织再生技术

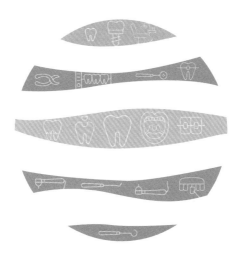

本章常见问题

- 什么情况下可选择 GBR 技术？
- 如何选择屏障膜和植骨材料？
- GBR 技术成功的关键要素是什么？
- 如何理解 GBR 技术各操作步骤中对 PASS 原则的应用？
- GBR 术后并发症有哪些？应如何预防和应对？

第一节

概述

  种植位点具备充足健康的骨组织是获得种植体长期骨结合的先决条件。牙缺失、炎症、外伤、肿瘤等原因会造成牙槽嵴不同程度的吸收和缺损，导致种植体难以植入在理想的三维位置，或者在理想的位置植入后稳定性不足。经过 30 余年临床验证的引导骨再生（guided bone regeneration，GBR）技术可以获得理想的骨增量效果，可单独使用或与其他骨增量技术联合使用（图 2-1）。Benic GI 等（2016）证实 GBR 同期或非同期植入的种植体的存活率与植入在自体骨内的存活率相同。GBR 的原理主要是依据各类组织细胞不同的迁移速度，通过屏障膜阻挡周围软组织内成纤维细胞和上皮细胞的长入，从而为骨缺损位点的骨组织再生提供优势生长环境，使成骨细胞有充足的时间发挥作用，局部骨组织能够愈合、再生和修复。GBR 技术可以结合各类自体骨、异种骨、异体骨等材料的使用，在提供一定骨诱导和（或）骨传导作用的同时，进一步维持骨愈合空间。

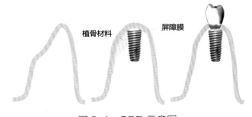

植骨材料　　　　屏障膜

图 2-1　GBR 示意图

材料的选择

一、屏障膜的选择

屏障膜在阻挡软组织优势生长的同时，可以维持骨愈合空间，一些不可吸收膜的机械强度高，可以很好地抵抗来自软组织的压力，维持膜下方骨充填材料和血凝块的稳定性。Vallado 等（2012）发现一些生物屏障膜作为支架结构，还可以起到诱导作用，促进细胞释放信号因子（BMP-2、FGF-2、TGF-β、VEGF 等）进行骨的再生和血管化。目前临床常用的屏障膜按照是否能被吸收可分为两大类：可吸收膜和不可吸收膜（表 2-1）。其中可吸收胶原膜和不可吸收的聚四氟乙烯膜（ePTFE 膜）及钛膜、钛网是临床常用的屏障膜选择。Ronald 等（2012）报道动物源性的可吸收胶原膜是现阶段临床最常用的屏障膜，它的可操作性强、应用范围广，同时可以降解吸收，可暴露于口腔，不需要二次手术取出。但胶原膜的机械强度差，骨愈合的空间维持能力逊于不可吸收膜，因此有学者利用膜钉或者缝线对胶原膜进行固定，或

25

利用双层膜技术来改善其缺点（谭震等，2021）。在不可吸收膜中，ePTFE膜的成功应用使其成为早期GBR屏障膜的金标准，Ronald等（2012）报道虽然ePTFE膜的成骨预后较好，但该材料需要二次手术取出，同时膜的暴露容易引起感染。Jovanovic（1992）研究中提到ePTFE的暴露率在16%，而Becker（1994）报道ePTFE的暴露风险高达41%。钛网的机械性能好，对骨愈合空间的维持能力极佳，但同样存在钛网暴露继而引起感染的风险。另外，Arx等（2002）报道一些利用聚乳酸、聚乙醇酸或藻酸钙等材料合成的人工屏障膜，也可应用于临床，但此类屏障膜的降解产物、降解速度等对成骨效果的影响有待更系统的动物和临床实验进行验证。

表2-1 可吸收膜与不可吸收膜的对比

特点	可吸收（胶原膜）	不可吸收（ePTFE）
空间维持能力	通常需借助植骨材料维持空间，但仍会变形	空间维持能力较强
吸收风险	两个月后不可控的吸收	不吸收
适应证	只对小缺损效果肯定	对各种缺损效果肯定
软组织愈合	佳	欠佳
操作难度	较为简单	较为复杂
二次手术	不需要	需要
暴露风险	低	高
感染风险	低	高

二、植骨材料的选择

尽管从理论上讲，进行 GBR 操作时不一定选用植骨材料，但由于现在临床多数情况下使用的是胶原屏障膜，没有维持空间的能力，所以在选用胶原屏障膜时多数情况需要结合使用植骨材料。植骨材料可以支撑屏障膜，维持骨愈合的空间，同时可以作为细胞迁移的支架结构，诱导和刺激新骨长入。许多低替代率的植骨材料，可以有效地维持局部轮廓，降低骨愈合和骨改建过程中的骨吸收。常用的植骨材料包括自体骨、同种异体骨、异种骨和人工合成骨四类。自体骨因具备良好的成骨性能以及骨传导和骨诱导功能，被认为是植骨材料的"金标准"。但采用自体骨需开辟第二术区，同时自体骨也存在术后吸收较快的缺点。同种异体骨保留了天然的三维结构和空隙，有其他异种骨和合成骨无法比拟的骨诱导作用，目前国内市场许多骨材料公司开始推出相关产品。异种骨常利用异种动物骨，常见的异种骨是脱蛋白牛骨基质（DBBM），也是现阶段口腔种植治疗中使用最广泛的植骨材料。合成骨的取材不受限于动物或人体组织等原材料，可无限量获取，常见的合成骨包括羟基磷灰石（HA）、β-磷酸三钙（β-TCP）、生物活性玻璃等，但合成骨仅具备骨传导性，且β-TCP 的吸收速度也比 DBBM 更快。理想植骨材料不仅需要良好的成骨性、骨传导和骨诱导功能、有效促进新血管形成，还要具备良好的亲水性和可操作性，但没有任何一类植骨材料可以同时具备上述性能，因此，临床上常常需要结合两种或多种植骨材料来获得可预期的治疗效果。

GBR 的适应证及风险评估

与常规种植手术相同的是，无论是否同期植入种植体，需在 GBR 术前评估患者全身状况，排除绝对禁忌证，如全身注射双膦酸盐类药物、无法控制的糖尿病及依从性差、口腔卫生极差等。同时需要注意中高风险因素，如牙周炎病史、吸烟等。Vallado 等（2020）提到 GBR 的适应证极广，无论是垂直向骨缺损还是水平向骨缺损，通过 GBR 均可获得一定的骨增量效果。种植体植入后所形成的骨缺损形态和剩余骨壁数量是影响骨增量方案决策的关键因素之一，对于不同类型的骨缺损，GBR 的效果是不同的。对于垂直向骨缺损和一壁骨缺损，若在 GBR 的同期植入种植体可能会影响局部骨组织再生的潜力，还会出现种植体螺纹的暴露，常常需要采用分阶段治疗，获得满意的骨量后再植入种植体。建议有利型骨缺损（二、三、四壁骨缺损）病例可以进行简单 GBR。对于不利型骨缺损，常常需要结合牙槽嵴扩张、块状骨移植等技术，或者也称为复杂 GBR 技术。

GBR 技术的操作流程和注意事项

一、切口翻瓣

GBR 的切口设计一般包括牙槽嵴顶切口、龈沟切口以及近远中的附加垂直切口。牙槽嵴顶的切口需略偏腭侧，尽可能保存唇侧角化龈。若单颗牙缺失，也可仅在远中做附加切口，暴露术区。涉及上前牙美学区的病例，也可考虑保留牙龈乳头的切口，以防止牙龈乳头萎缩。翻开黏骨膜瓣后，尽可能暴露术区骨面，为植骨和骨膜减张做准备。

二、骨膜减张并评估软组织的创口关闭能力

创口的无张力严密关闭取决于软组织的量和减张程度，若减张不充分，则会导致创口开裂和屏障膜的暴露，Eskan 等（2017）认为早期屏障膜的暴露会明显降低牙槽嵴增量的效果，甚至继发感染导致植骨失败。多数病例选择进行唇颊侧黏膜瓣的减张，下颌位点有时也可同时选择舌侧瓣的减张。Zazou 等（2021）认为通常可选择在膜龈联合根方、前庭沟冠方之间的区域进行骨膜减张，若减张位点过于靠近根方，可能会伤及根方的肌肉附着或重要的解剖结构，若减张位点过于靠近冠方而位于角化龈区域，角化龈缺乏黏膜下层，即便进行减张，也仅能获得很少的软组织推进量。利用 15c 小圆刀片进行骨膜切割，深度约 0.5mm，不可过深，以防止大量切断黏骨膜瓣内的血供，导致愈合过程中瓣的

过度萎缩甚至坏死。Zazou 等（2021）同时建议采用剥离子或专用的张力梳等器械进行骨膜刮刷术（"brush"技术），利用刷的方式松解骨膜下的弹性纤维，以获得良好的减张效果。完成减张后，需对松解效果进行检查，将唇颊侧或舌侧的松解黏膜拉至对侧，Romanos 等（2010）认为若能够覆盖 3~5mm 以上，可认为是有效的减张。若植骨量较大，减张后也无法严密关闭创口，可考虑同期进行软组织移植或利用脱细胞真皮基质（ADM）来辅助关闭创口。

三、预备滋养孔，去皮质化

通常利用小直径球钻和先锋钻在唇侧骨板制备滋养孔（图2-2），滋养孔要深达松质骨，看到明显出血为止。滋养孔的制备利于骨髓内充质干细胞向骨移植材料的迁移，这对于皮质骨较厚的下颌骨尤为重要。最好在植入种植体前进行滋养孔的预备，以防止预备滋养孔时损伤种植体表面结构。

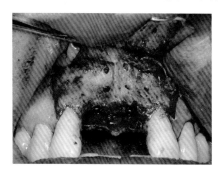

图 2-2 翻开黏骨膜瓣，利用球钻在唇侧骨板预备滋养孔

四、种植体植入

检查骨缺损形态，以修复为导向，偏腭侧植入种植体，必要时可使用数字化导板进行辅助。若唇侧骨凹陷明显，在备孔和植入种植体时，需检查根方是否有种植体螺纹的暴露。

五、植骨

将植骨材料植入在骨缺损或凹陷区，植入骨的量要大于缺损量，植骨材料的覆盖区域要大于缺损区域，以弥补愈合过程中的骨改建和骨吸收。为了更好的稳定骨粉材料的位置，也可采用L型植骨技术，将有一定弹性的胶原骨材料修剪成大写的"L"型，放置在骨缺损区，可同时对水平向和垂直向的骨缺损起到一定的骨增量效果（图2-3）。Mari等（2016）在动物实验中证实，L型植骨可以有效提高创口关闭时冠方植骨材料水平向的稳定性。

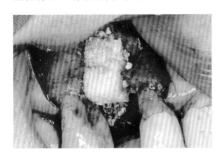

图2-3 将胶原骨修剪成大写L型，覆盖在唇侧缺损区

六、覆盖屏障膜

评估缺损区大小和形状，修剪胶原膜，胶原膜的大小应覆盖植骨区外2mm，形成一个骨愈合的密闭空间。注意某些胶原膜需要区分正反面，将胶原膜覆盖在植骨材料之上，胶原膜距离邻牙1~2mm。若种植体初期稳定性良好，可选择旋入愈合基台，通过愈合基台固定胶原膜，若选择旋入覆盖螺丝，可通过水平内褥式缝合（图2-4）或膜钉辅助固定胶原膜。Hämmerle等（2008）虽然推荐在GBR过程中对屏障膜进行固定，但并没有长期的循证医学证据可以证实利用钛钉或可吸收钉固定屏障膜可以提高临床效果。同时，谭震等（2014）提出对于一壁型骨缺损或伴有垂直骨缺损的病例，需辅助不可吸收膜或钛网来进行植骨空间的维

持，这对手术技巧的要求较高。为了防止在覆盖屏障膜的操作中造成骨粉移位，也可在植骨前将屏障膜插入舌侧瓣骨膜下，在放置颗粒骨后接着将屏障膜翻转至唇侧进行覆盖。

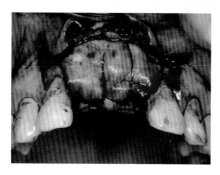

图2-4 利用缝线辅助固定胶原膜，并检查瓣的张力和覆盖范围

七、再次检查软组织张力

将软组织复位，评估创口关闭情况。必要时，做进一步的软组织减张。

八、创口缝合

创口缝合时缝线的拉拢张力也可评估创口的关闭张力。缝线的选择一般建议选择尼龙或者聚酰胺类的单股不可吸收缝线。同时，采用细针线（5-0或6-0）可以减少创口的不良反应。可选择水平褥式缝合关闭创口，通过间断缝合将两侧的软组织瓣进一步对位缝合，严密关闭创口。邻牙龈乳头处可选择垂直褥式缝合来尽可能降低牙龈乳头的退缩，垂直附加切口可选择间断缝合或八字交叉缝合。

九、口外辅助加压

对于创口范围和植骨量较大或唇肌张力较大的患者，可在口外利用绷带等进行辅助加压，加压位点位于鼻底，尽可能将植骨材料稳定在冠方。加压时间为三天，可以减轻术后反应。

十、术后随访及维护

术后应拍摄 CBCT 检查唇颊侧骨量、常规过度骨增量，以应对后期骨愈合过程中的骨改建。应嘱患者勿压迫术区，以防止植骨材料游走。不可牵拉术区周围皮肤组织、不做夸张的表情，以防止创口开裂。拆线时应检查屏障膜的暴露情况，及时制定补救措施，必要时进行二次植骨或行软组织移植。

在整个 GBR 手术中，所有操作程序都必须遵循 GBR 成功的四个关键因素（Wang 等，2006）。①初期愈合：无张力严密关闭创口；②促进血管生成：唇侧皮质骨去皮质化，在屏障膜下方的植骨区域形成血凝块；③血凝块的稳定：血凝块中的细胞因子可以加速创口愈合，促进骨形成；④骨愈合空间的稳定维持。

图 2-5 中患者因上前牙烤瓷冠松动 1 年，现因咬合不适，要求进行种植修复。CBCT 显示，12~22 烤瓷联冠、11 缺失、12、22 根折、21 慢性牙周炎。计划拆除烤瓷冠后，于 11、22 位点种植体植入并同期行 GBR。以修复为导向设计 11、22 位点种植体位置，并评估骨缺损量及植骨区域，设计和打印数字化导板，计划在 11、22 位点分别植入 4.1mm×12mm、3.3mm×12mm 种植体（straumann BLT），手术当日，拆除烤瓷冠后，拔出 12、22 残根及 21 牙，于牙槽嵴顶及 13、23 牙远中设计切口，翻开黏骨膜，就位数字化导板，通过观察窗检查导板就位效果，在导板的引导下备孔，植入种植体，唇侧去皮质化，将自体骨与低替代率颗粒骨混合后植入唇侧骨缺损区和 12、21 位点拔牙窝内。在植骨材料唇侧覆盖双层胶原膜，减张缝合创口。术后 CBCT 显示种植体位置与术前设计基本一致，唇侧骨量充足。术后 5 个月进行二期手术，利用临时冠进行牙龈塑形，待牙龈形态稳定后进行最终修复。最终修复当天进行 CBCT 检查，显示唇侧骨厚度充足。

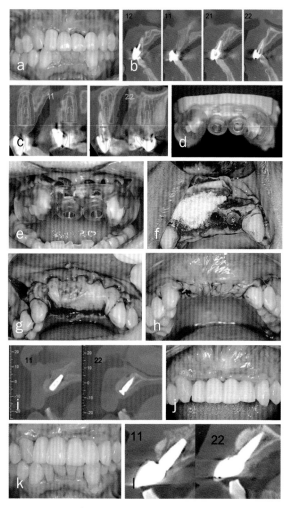

图 2-5 数字化引导种植体植入同期 GBR 骨增量

a. 12-22 烤瓷联冠；b. 术前 CBCT 显示 12、22 牙残根，21 牙慢性牙周炎；c. 以修复为导向设计 11、22 位点种植体位置；d. 术前设计数字化导板；e.拔出 12、21、22 牙后翻开黏骨膜，就位数字化导板；f.将自体骨屑与低替代率颗粒骨混合后植入在骨缺损区及拔牙窝内；g.植骨后覆盖双层胶原膜；h.减张缝合创口；i.术后 CBCT 显示种植体植入在满意的三维位置上，唇侧骨量充足；j.利用临时冠进行牙龈塑形；k.待牙龈形态稳定后进行最终修复；l.最终修复当天 CBCT 显示种植体颈部唇侧骨厚度在 2mm 以上

在不利型骨缺损中，常需要进行复杂 GBR。同时伴有垂直－水平向骨缺损的病例见图 2-6。患者上前牙缺失 1 年，现因影响美观和咀嚼，要求种植修复。术前 CBCT 显示三维骨量明显不足。于牙槽嵴顶做水平切口，11 牙远中、23 牙远中做垂直切口，翻开黏骨膜，植入种植体。在进行植骨前，对唇侧黏膜进行减张，评估创口关闭情况。在唇侧骨板处预备滋养孔，放置低替代率颗粒骨，利用钛网支撑植骨空间，覆盖胶原膜并用缝线辅助固定胶原膜，制备 PRF 覆盖在胶原膜唇侧。再次评估创口关闭能力后，严密缝合创口。术后 CBCT 显示种植体三维位置良好，唇侧骨量充足。术后 5 个月取出钛网，进行二期手术。制取印模，设计个性化氧化锆基台及全瓷冠，完成最终修复，最终修复后 CBCT 显示种植体唇侧骨量丰满。

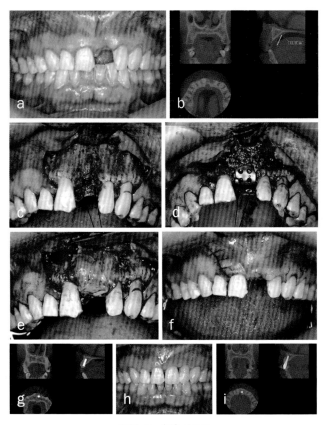

图2-6 复杂GBR

a. 术前口内照显示21牙缺失，唇侧组织塌陷；b. 术前 CBCT；c. 植入种植体后，在唇侧骨板预备滋养孔；d. 利用钛网支撑和稳定植骨空间；e. 利用缝线固定胶原膜，覆盖 PRF；f. 减张缝合创口；g. 术后 CBCT 显示种植位置良好，唇侧骨量充足；h. 最终修复效果；i. 最终修复后 CBCT 显示种植体唇侧骨量丰满

GBR 术后常见并发症

一、屏障膜的暴露

屏障膜的暴露是 GBR 最主要的术后并发症（图 2-7）。以 e-PTFE 为代表的不可吸收膜已获得广泛的临床应用，但 Chiapasco 等（2009）报道，即使在严格的临床操作和完善的术后护理条件下，因软组织并发症（如软组织开裂）导致的膜暴露率仍高达 20%。Fontana 等（2011）认为，当 e-PTFE 膜的暴露范围较小（≤ 3mm）时，可考虑仅移除暴露的部分，同时配合使用氯己定，可能可以在不完全移除屏障膜的前提下，获得后期的组织愈合。可吸收膜的使用大大降低了术后暴露的感染率，但 Sela（2009）提出可吸收膜一旦暴露于口腔，其降解速度会加快，可能会降低其屏障作用。

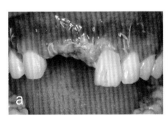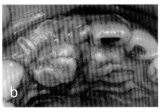

图 2-7　患者因吸烟、口腔卫生差，导致屏障膜暴露

a. 术后创缘水肿；b. 屏障膜暴露

二、颗粒骨材料的暴露

早期屏障膜的暴露可能会伴随颗粒骨材料的暴露，暴露的颗粒骨材料可能会被口腔环境感染，也有可能被后期愈合的软组织包被住。

三、术后感染

Merli 等（2007）报道 GBR 术后发生感染的概率在 2%~11% 之间，在复杂病例（如垂直骨增量）和使用不可吸收膜的病例中发生术后感染的概率更高。Sanz 等（2022）认为发生术后感染后，可能采取的措施包括重新打开创口、取出屏障膜和植骨材料、全身应用抗生素及重新植骨。术后感染的原因包括口腔卫生欠佳、操作中器械污染、邻牙牙周状况不佳等。

四、感觉异常

GBR 术后发生感觉异常（麻木、迟钝等）通常与同期进行种植体植入和软组织减张有关。Juodzbalys 等（2011）认为在植入种植体和进行骨膜减张过程中损伤神经组织，可能会导致术后的感觉异常。Parodi 等（1998）提到单纯与 GBR 相关的术后感觉异常发生率非常小，可能仅仅是轻微的感觉障碍，而这种感觉障碍常常在术后 3~4 个月内可以缓解和恢复。

五、二次骨增量

在骨缺损较大的情况或复杂病例中，可能需要先行 GBR 技术，在骨愈合后再进行种植体植入。在植入种植体阶段，Andre 等（2020）提到，如果需要进行二次骨增量也属于 GBR 的并发症之一，但是否需要再次进行骨增量取决于缺损范围、形态及预计植入种植体的直径等。

六、GBR 并发症的预防

首先，患者的筛选是预防 GBR 并发症的第一步，严重的糖尿病、吸烟习惯等都会影响术后早期愈合。其次，要筛选合适的病例，对于复杂的骨增量病例（如垂直骨增量），术后发生创口开裂和感染的概率增加，需要术者有丰富的临床操作经验和术后管理经验。第三，在手术操作过程中，充分的减张、严密精细的缝合是保证软组织有效覆盖的关键，术后建议配合使用抗生素以应对可能发生的感染。最后，可利用螺丝固位临时冠、固定修复体（如粘接桥）对缺牙区进行临时修复，同时辅助关闭创口；使用可摘修复体会压迫创口，影响骨愈合效果。

关键要点

- GBR 技术的应用范围广，水平向骨缺损、垂直向骨缺损或水平－垂直缺损均可采用 GBR，但复杂 GBR 的技术敏感性高，可能需要结合其他骨增量技术同期应用，治疗医师需要具备一定的经验。
- 临床操作过程中要严格遵循 PASS 原则，即初期愈合、血管生成、血凝块和种植体稳定、骨愈合空间的维持。同时，在确定骨再生范围和 GBR 操作中，还要考虑局部位点的骨再生潜能，并设法提升局部的骨再生潜能。
- 膜的暴露、术后感染及骨吸收是术后常见问题，需及时发现问题，必要时进行二次植骨和（或）软组织移植。

第三章

牙槽嵴扩张技术

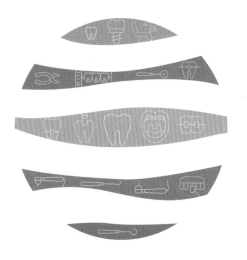

本章常见问题

- 什么样的病例适合采用牙槽嵴扩张技术？
- 牙槽嵴扩张技术可靠吗？
- 如何有效使用骨挤压器械和骨劈开器械？
- 牙槽嵴扩张同期植入种植体时如何控制种植体的方向？
  在进行牙槽嵴扩张中出现一侧骨板折断分离如何处理？

第一节

概述

牙缺失后唇颊侧骨板会发生明显的吸收，最终导致骨宽度的减少。此时可选择的常用骨增量技术有引导骨组织再生术（GBR）、牙槽嵴扩张技术、Onlay 植骨术等。当牙槽嵴宽度不足，如牙槽嵴顶宽度约 3mm，而根方骨量逐渐增宽，有三种方案可供我们选择，一是去掉部分牙槽嵴顶的骨，重新创造一个较宽的牙槽嵴顶宽度，但该方案可能会增大冠根比；二是利用根方的骨获得种植体初期稳定性，利用常规 GBR 进行骨增量来覆盖冠方暴露的种植体螺纹；三是利用骨扩张技术，增加牙槽嵴顶的宽度，来满足常规种植体的植入。牙槽嵴扩张是将缺牙区牙槽嵴从中心向周围分离或挤压，可以同期植骨或不植骨、同期种植或延期种植的一种水平骨增量技术（图 3-1，图 3-2）。该技术主要包括骨劈开和骨挤压两种方法。其中，骨劈开术是将较窄的牙槽嵴分成颊舌两部分，通过将两侧或者单侧骨板移位来增加牙槽嵴宽度的一种水平骨增量技术。早在 1986 年，就有学者介绍了利用骨板劈开进行水平骨增量，Summers 等（1994）对该技术进行改良，并提出了骨挤压技术。Nekenke 等（2001）在报道中描述骨挤压是利用骨凿使唇颊侧骨板发生位移，利用牙槽骨本身的弹性，实现牙槽嵴水平向增量的效果，在挤压松质骨的过程中，牙槽骨会变得致密，利于获得良好的种植体初期稳定性。Gulsahi 等（2007）提出牙槽嵴扩张技术不需要开辟第二术区来获取自体骨，同时尽可能保存现有的自体骨，通过牙槽骨的扩张可实现种植体的同期植入，在降低术后不适的同时，缩短了治疗时间。

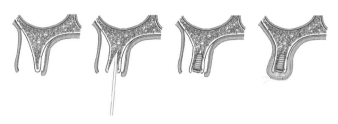

图 3-1　牙槽嵴扩张技术示意图

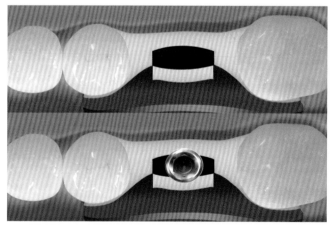

图 3-2　狭窄的牙槽嵴经过扩张后，可同期植入种植体，使得种植体颊舌侧均有一定量的自体骨

牙槽嵴扩张技术的适应证及风险把控

牙槽嵴扩张技术适用于牙槽骨高度尚可、宽度不足的病例，同时要求唇颊舌侧皮质骨不可融合在一起，中间至少要有薄薄一层松质骨，使得骨劈开或骨挤压器械可以进入以扩张牙槽骨宽度。

常规而言，颊舌侧骨板各 1mm，加上 1mm 厚度的松质骨，使得牙槽嵴扩张技术适合于牙槽嵴宽度在 3mm 以上的病例，同时可以保证颊舌侧骨板厚度平均在 1.5mm 以上，因此 Elian 等（2008）提出对于下前牙区或长期牙槽骨缺损导致松质骨缺乏的区域，应谨慎选择牙槽嵴扩张技术。Tang 等（2015）认为对于上前牙区牙槽骨，若存在过度唇倾的情况，且在进行牙槽嵴扩张技术中操作不当，会使得唇侧骨板更加唇倾或植入的种植体更加唇倾，此时医师也应当结合自己的临床技能考虑牙槽嵴扩张技术的必要性。Martinez 等（2001）认为，对于松质骨充足的 Ⅲ 类或 Ⅳ 类骨，可结合骨挤压技术提高骨质密度，不仅可以通过不磨削或少磨削牙槽骨就获得种植窝洞，同时还通过牙槽骨的挤压提高了种植体的初期稳定性。对于 3mm 以下的牙槽嵴，在骨扩张的过程中，唇颊舌侧骨板都容易出现骨板折裂甚至游离的问题，因此，对于初学者而言，尽可能选择 3~5mm 宽度的牙槽嵴应用牙槽嵴扩张技术。而对于 2~2.5mm 宽度的牙槽嵴，其颊舌侧皮质骨之间的松质骨非常菲薄，甚至没有，建议有经验的医生操作或选择其他骨增量技术。对于同时存在垂直骨缺损的病例，不宜采用牙槽嵴扩张技术。Aeb 等（2020）在报道中发现，由于上颌骨密度相对下颌骨较低，三维有限元分析上颌骨经骨扩张后，唇颊侧骨板的应力更小，发生术后并发症（如骨板折裂）的概率和骨吸收的量均小于下颌骨，因此相对下颌骨而言，上颌骨更适合进行牙槽嵴扩张术。

唇侧骨板折断和游离是牙槽嵴扩张技术最常见的并发症之一，为了降低该并发症的发生率，Enislidis 等（2006 年）首次提出了二次骨劈开的技术，Elian 等（2008 年）也证实在第一次手术中预先在理想的骨板折裂位置切开骨皮质，控制骨折位置和方向，可以尽可能减少术中并发症，在保证颊侧骨板血供的前提下，更加利于种植体植入方向的把握。Sohn 等（2010 年）对比了一次与二次骨劈开法的效果，发现对于皮质骨较厚的患者而言，二次骨劈开法更加安全。Hu 等（2018 年）还报道了针对严重狭窄的后牙槽嵴，可采用三次骨劈开的方法，第一次骨劈开时仅使颊侧骨板形成青枝骨折后就严密缝合创口，三至四周后仅做牙槽嵴顶黏膜切口，利用骨凿沿第一次骨劈开的骨切口再次进行骨劈开，在保留颊侧黏膜血供的条件下，于颊舌侧骨板之间的间隙内植入低替代率骨粉，并严密缝合创口，三至四个月后翻开黏骨膜，植入种植体。多次骨劈开的方法不仅可以保证唇侧骨板的血供，降低唇侧骨板折断和游离的风险，还能提高种植体的存活率，因此，对于过度狭窄等复杂病例，可选择多次分步操作，以降低并发症发生的风险。但需要注意的是，多次骨扩张会延长整体治疗时间，同时对适应证筛选、手术计划制定、术者经验的要求更高。

对于在前牙牙槽嵴唇侧倒凹较明显的区域也可采用根方的 U 型骨劈开，该方法在保留唇侧骨板的同时，防止种植体根方螺纹暴露（图 3-3）。Wu 等（2018）研究表明，对于唇颊侧骨板凹陷的患者，与常规 GBR 相比，根方 U 型骨劈开可以获得更显著的骨增量效果。

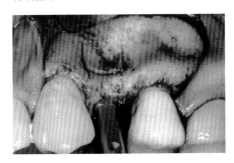

图 3-3　根方 U 型骨劈开

第三节

牙槽嵴扩张技术的临床效果

牙槽嵴扩张技术的有效性已经过了近半个世纪的临床验证。Sethi 等（2000）进行了 5 年的临床实验，利用牙槽嵴扩张技术在 150 名患者的窄牙槽嵴中植入 449 颗种植体，获得了 97% 的种植体存活率。随后，Blus 等（2006）利用超声骨刀进行骨劈开，在负载后三年随访中，57 名患者的 220 颗种植体存活率为100%。Bassetti 等（2014）对采用牙槽嵴扩张技术的 46 篇临床和动物实验进行系统评价后得出，牙槽嵴扩张技术的成功率在88%~100%，是一种有效的水平骨增量技术，但与植入在常规自体骨中相比，经单纯牙槽嵴扩张技术植入种植体并负载 1 年后的牙槽嵴顶骨吸收更多，由此提出牙槽嵴扩张技术联合 GBR 的必要性。也有学者同时利用骨劈开及骨挤压技术进行水平骨增量，结合二者的优势，以获得长期稳定的骨增量效果。Teng 等（2014）选择上前牙美学区 2.88~5.08mm 的窄牙槽嵴，利用牙槽嵴劈开结合传统的骨凿挤压技术进行水平骨增量，同期植入 43 枚种植体，在随后 6~24 个月的随访中，种植体成功率 100%，未出现明显的牙龈退缩。同时 Teng 等建议在骨扩张后，常规采用"三明治"植骨技术以防止唇侧骨板吸收所带来的美学风险，因此牙槽嵴扩张技术一般建议与 GBR 技术联合应用。Scipion 等（1994）、Simion 等（1992）在早期的牙槽嵴扩张技术中并未结合使用骨充填材料，但后续的研究如 Stricker 等（2016）、Ella 等（2014）表明，在牙槽嵴扩张技术后可结合 GBR 技术来降低术后可能出现骨吸收，以获得更稳定的治疗效果，这对唇侧骨塌陷的前牙美学区尤为重要。

第四节

骨劈开和骨挤压的操作步骤和注意事项

一、翻瓣

对术区进行局麻，由于牙槽嵴扩张技术常规要求进行骨膜减张才能获得术后无张力的创口关闭，因此可选择进行双侧或远中的垂直附加切口。

二、制备骨切口

充分暴露术区后，通常可以在唇颊侧骨板处见到明显的牙槽骨塌陷。首先，利用圆盘锯或超声骨刀于牙槽嵴顶和唇颊侧骨面做骨皮质切口。无论是圆盘锯还是超声骨刀，都可以获得良好的骨分离效果，但 Shahakbari 等（2019）认为，与圆盘锯相比，使用超声骨刀术后水平骨增量的宽度更多一些，其原因可能是因为超声骨刀的切割方式在微创的同时，更有效率。骨皮质切口的深度要深入骨松质，通常切口约 1~3mm 深，若牙槽嵴宽度约 4~5mm，嵴顶处的切口可酌情偏向腭侧，若牙槽嵴宽度小于 4mm，切口可平分唇舌向骨，唇颊侧骨皮质的切口应与牙槽嵴顶切口垂直，同时向根方延伸，通常需要做近远中双侧的垂直骨切口，注意唇侧骨切口的位置应距离邻牙至少 2mm。Pray 等（2005）建议唇侧骨板的厚度至少保留 1.8~2mm 厚度，才能补偿术后唇侧自体骨板的吸收，若无法预留足够的唇侧骨板厚度，则建议在牙槽嵴扩张后常规采用 GBR。在前牙美学区，通常可以看到骨板唇侧有明显的凹陷，根据笔者的经验，骨切口长度应越过凹陷区，降低在骨扩张过程中发生骨板最凹处折断的风险，在不损伤重要解剖结构的前提下，可尽量根向延长唇侧骨皮质切口，但暂无确切数据表明唇侧骨皮质切口到底需要多长。对于牙槽嵴宽度在 5mm 以上的病例，可保证一定的唇颊舌侧骨板厚度，在骨挤压过程中可只做一侧骨皮质切口或不做骨切口，但对于牙槽嵴厚度小于 3mm 的病例，在骨挤压过程中唇颊舌侧骨板折断的风险均很高，常规应做垂直骨切口来确保骨板在挤压过程中按既定的方向位移。对于皮质骨较厚的下颌骨，尤其是下前牙区，建议在垂直骨切口的根方再加一个水平骨切口，有助于唇侧骨板唇向位移，降低在位移过程中折断的风险（图 3-4）。

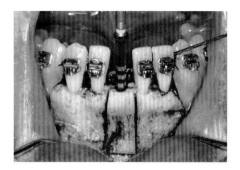

图 3-4 下颌骨位点进行骨扩张技术时，可考虑在垂直骨切口的根方加水平骨切口

三、牙槽嵴扩张

于嵴顶骨切口处插入楔形骨凿或骨撑开器（图 3-5，图 3-6），注意切勿暴力唇向施压，应适当腭侧用力。如果选择的骨扩张工具是骨凿，应不断沿近远中向深入骨凿，通过骨凿的楔形形态不断撑开唇颊舌侧骨板，若选择的是骨撑开器，应缓速控制骨撑开的装置，尤其牙槽嵴宽度小于 3mm 时，应尽量轻柔，时刻观察两侧骨板的位移程度。当牙槽嵴扩张到预计宽度后，可进行种植体骨孔预备，在预备时，应使钻针适当腭侧加压，同时可以利用手指加压辅助稳定唇侧骨板，防止在预备过程中发生骨板折断。牙槽嵴扩张技术的技术敏感性较高，若在操作过程中暴力挤压或劈开，非常容易造成骨板的折断，应充分利用牙槽骨本身的弹性形变，缓慢施加压力，若在骨扩张过程中阻力较大、不易劈开或挤压时，Tang 等（2015）认为可能需要增加骨皮质切口数量或加深骨皮质切口深度，也可能需要延长劈开时间以应对局部骨弹性较差的问题。

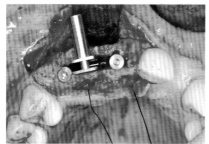

图 3-5　利用骨撑开器撑开唇侧骨板

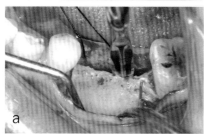

图 3-6　利用骨凿撑开颊侧骨板

a. 利用骨凿撑开颊侧骨板

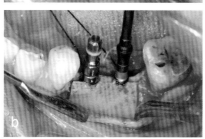

b. 利用骨劈开钻进一步撑开颊侧骨板，并进行窝洞预备

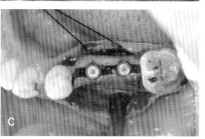

c. 植入种植体，旋入覆盖螺丝，可见颊舌侧骨板之间的间隙

四、骨挤压方法

对于单纯使用骨挤压的病例，可无需进行牙槽嵴顶的切割，但需注意骨壁较薄或松质骨不足时，可能会发生唇颊侧骨板开裂或折断。若同时采用骨劈开及骨挤压技术，在劈开牙槽嵴顶后，可采用传统的 Summers 骨凿逐级扩大种植窝洞。

五、种植体窝洞预备

当扩张的水平骨量达到植入种植体需要的宽度后，进行种植窝洞的预备。这一步特别重要，必须采用相应植体的最终钻制备骨孔。备孔过程中仍然保持以修复为导向的预备方向，以确保种植体在理想的轴向植入。同时，钻针在上下提拉时可稍向舌侧用力，防止过度唇颊向加压，导致唇颊侧骨板折断，应注意在劈开、挤压牙槽嵴和种植骨孔制备的过程中控制种植体的轴向，并尽量植入长种植体，以获得良好的初期稳定性。

六、牙槽嵴扩张结合 GBR

完成种植体植入后，可在种植体表面与颊侧骨板之间的间隙内填入自体骨或骨替代材料，5mm 宽度以下的牙槽嵴在劈开或挤压后唇侧骨板厚度仍小于 2mm，对于前牙美学区而言，该骨量尚无法获得长期稳定的美学修复效果，建议在唇侧骨板的唇侧进一步行 GBR，以获得良好的骨增量效果。图 3-7 中患者 6 个月前因外伤拔除 11 牙，未行任何修复治疗，现因影响美观要求进行种植修复。患者因长期缺牙，唇侧骨板塌陷明显。术前 CBCT 显示 11 位点骨高度尚可，牙槽嵴嵴顶宽度约 2mm，向根方逐渐加宽，符合牙槽嵴扩张技术要求，笔者计划采用牙槽嵴扩张技术进行水平骨增量。为了获得更好的手术视野，并配合 GBR 进行软组织减张，笔者采用了牙槽嵴顶切口、龈沟切口以及双侧垂直附加切口翻开黏骨膜，术区可见明显的唇侧骨板塌陷。利用圆盘钻在牙槽嵴顶略偏腭侧做骨皮质切口，在唇侧骨板处做近远中垂直骨皮质切口，利用骨凿撑开唇侧骨板并进行骨挤压，使用最终钻备孔后植入种植体，同时获得良好的初期稳定性。为了防止唇侧骨板吸收，常规进行 GBR，以获得过度骨增量的效果。术后愈合 5 个月后，进行二期手术、牙龈塑形及最终修复。戴牙后 CBCT 显示唇侧骨量有一定吸收，但仍在 3mm 以上，骨弓轮廓丰满。

七、唇颊侧骨板游离的处理

在骨劈开、骨挤压、窝洞预备和种植体植入的过程中，Ferrigno 等（2005）认为都有可能会发生骨板的折裂游离，这也是骨扩张过程中最常见的问题，尤其是牙槽嵴宽度小于 3mm 时。Tang 等（2015）在回顾性研究中发现，牙槽嵴扩张技术的骨板折断率达 6.5%，当发生骨板折断时，可利用钛钉或者钢丝对游离或折断的骨板进行固定，根据情况考虑是否同期植入种植体，同时需要考虑利用 GBR 结合钛网、香肠技术等进行骨增量。

关键要点
- 牙槽嵴扩张技术多应用于骨高度尚可、宽度不足的情况，要求骨宽度至少在 3~4mm 以上，牙槽骨内含松质骨，可以被扩张或劈开。同时要求牙槽骨唇倾度不可过大，防止植入种植体过度唇倾。
- 牙槽嵴扩张后一定要使用最终钻进行备孔，不仅可以调整方向，还可以防止种植体不能完全就位。
- 牙槽嵴扩张后，受挤压或劈开的骨板可能会发生吸收，建议结合 GBR 技术以代偿愈合过程中的骨吸收。
- 手术操作过程中切勿暴力，防止骨板折裂。建议治疗医师需要具备一定经验。

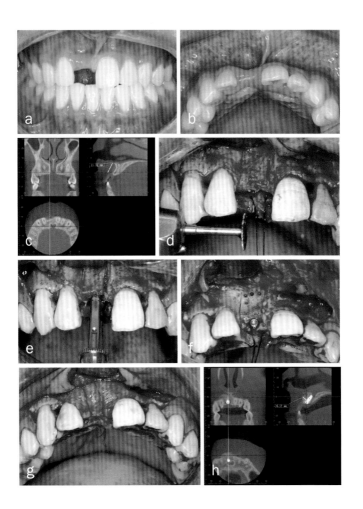

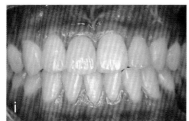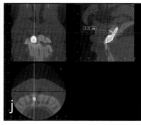

图 3-7 骨劈开结合 GBR

注：a. 患者 11 牙缺失 6 个月；b. 唇侧组织塌陷明显；c. 术前 CBCT
显示骨高度尚可，唇侧明显塌陷，嵴顶骨宽度不足；d. 利用圆盘锯
行骨皮质切口；e. 撑开唇侧骨板，植入 Anthogyr 3.4mm×10mm 种
植体；f. 可见种植体偏腭侧，利用球钻去皮质化，为 GBR 做好准
备；g. 在唇侧植入低替代率颗粒骨，覆盖胶原膜，利用褥式缝合辅
助固定胶原膜；h. 术后 CBCT 显示水平骨增量效果良好，唇侧骨量
约 5mm；i. 术后 12 个月完成最终修复，龈缘水平与龈乳头形态良好；
j. 戴牙时 CBCT 检查，唇侧骨量约 3.7mm，骨弓轮廓丰满

第四章

Onlay 植骨

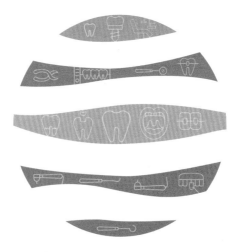

本章常见问题

- 什么样的病例适合采用 Onlay 植骨技术？
- Onlay 植骨的临床效果如何？
- 如何选择自体骨块的供区？不同取骨部位获取的骨块有哪些差别？
- Onlay 植骨技术的常见问题有哪些？

第一节

概述

Onlay 植骨又被称为外置式植骨、上置式植骨或覆盖式植骨，它是将块状植骨材料固定于骨缺损区域表面，使其与牙槽嵴整合为一体并持续改建，从而达到骨增量效果的方案。在 20 世纪 80 年代，就有学者提出利用 Onlay 植骨增加术区缺损量的方案，后由 Gilbert 总结归纳了 Onlay 植骨相应的手术技术要点。Onlay 植骨可以有效地恢复各类中、重度牙槽骨缺损并已获得大量临床文献支持，Clementini 等（2011 年）就证实 Onlay 植骨区的种植成功率与植入在原始自体骨中的种植体成功率一致。Onlay 植骨采用块状骨材料，机械强度高，避免了颗粒状骨粉的游走性，在初期愈合过程中可以有效地抵抗来自外部或局部软组织的压力，同时可根据骨缺损形态调整骨块的尺寸，可以三维方向解决骨缺损问题，达到可预期的骨增量效果。用于 Onlay 植骨的块状骨材料可分为自体骨、同种异体骨、异种骨和各类人工合成骨，其主要区别可参考第一章。Khoury 等（2007）指出植骨材料应具备生物相容性，有良好的骨传导和骨诱导性能以及机械性能，自体骨仍是现阶段植骨材料的金标准。Ma 等（2021）报

55

道中提到许多学者选择利用成骨效果更好的自体骨块进行 Onlay 植骨。本章主要以自体骨块作为 Onlay 植骨材料进行介绍。若选用自体骨块，将存在开辟第二术区的问题，植骨风险较高、技术难度较大，同时由于大范围骨缺损无法满足同期植入种植体，多数医生采用分阶段方案，导致整体治疗时间较长，无论对医生还是患者，都是较大的考验。Gilbert 等（1996）提出了 Onlay 植骨成功的关键即是移植骨块的成活，其主要影响因素包括：骨块的血供、骨块的坚固内固定、联合 GBR 对骨块的保护及无张力的创口初期关闭。

第二节

Onlay 植骨的适应证

Onlay 植骨常常应用于复杂的水平向骨缺损或伴有垂直向骨缺损病例中（图 4-1）。对于单纯的水平向骨缺损，Mendoza 等（2019 年）的一项随机对照研究认为，Onlay 植骨联合 GBR（脱蛋白牛骨矿物质颗粒结合可吸收胶原膜）（图 4-2）和单纯应用 GBR 技术，在骨增量后 6 个月进行种植体植入，术后 18 个月随访时，两组的种植体成功率及水平骨增量效果一致，但 Onlay 植骨组的术后并发症（如供骨区感觉异常）更多，需注意的是，此研究中术者进行 GBR 时利用膜钉对屏障膜进行了较好的固定。在不利型骨缺损中，如一壁型的水平向骨缺损及伴有垂直向骨缺损的病例中，Proussaefs 等（2005 年）认为可能 Onlay 植骨的骨增量效果更好，但同时伴有更多的术后并发症（如创口开裂、骨块暴露等），需要更多的长期随机对照临床实验来验证 Onlay 植骨是否比 GBR 技术更加有效。Onlay 植骨的技术敏感性较高，建议经验丰富的医生选用。

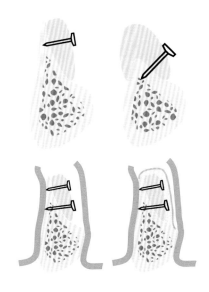

图 4-1 Onlay 植骨增加水平向骨量、增加水平向及垂直向骨量示意图

图 4-2 Onlay 植骨结合 GBR 示意图

Onlay 植骨的骨块供区选择

　　骨块的成活、改建和吸收与骨块的来源和组织成分有关。根据胚胎时期成骨过程不同，分为膜内成骨和软骨内成骨。颅面骨（如颅骨、下颌骨、上颌骨）源于外胚叶间充质，属于膜内成骨，而躯干骨（如髂骨、胫骨）源于中胚叶间充质，属于软骨内成骨，相同胚胎组织来源的骨块成活率更高，因此颅面骨来源的骨块可能更有利于后期种植体的骨结合。骨块的吸收很大程度上与骨块的组织成分有关，Brugnami 等（2009）报道中提到髂骨来源的骨块多数为骨松质，血供丰富但术后吸收量大，且吸收的量无法

预估，而下颌骨外斜线处骨质以皮质骨为主，移植后吸收较少。

一、口内取骨

口内取骨的部位可选择下颌骨外斜线区、颏部、上颌结节或骨缺损区邻近的区域等。下颌骨外斜线区属于膜内成骨，与颌面骨属于同一胚胎组织来源，可以口内取骨，术后并发症少，同时对患者口腔功能影响小，是现在 Onlay 植骨主要的骨块来源之一。相较于下颌骨外斜线区，颏部骨块相对疏松，可能会发生更多的骨吸收。若局部骨缺损较小，也可在骨缺损区局部（如根方）取骨，此法无需开辟第二术区，但取骨量通常较小。上颌结节区骨块仅有薄薄一层皮质骨甚至没有皮质骨，术后的骨块吸收较多。

二、口外取骨

口外取骨的部位可选择髂骨、颅骨外板、胫骨等。其最大优势是取骨量大，适用于大面积骨缺损及颌骨重建的病例。髂骨相对浅表，比较容易大量制取，但髂骨移植后的骨吸收较大，对种植体周围骨量的维持难以预期。颅骨外板和胫骨的骨皮质较为丰富，但取骨时可能存在损伤颅骨内板或导致胫骨骨折的风险，对多数患者而言难以接受，因此本章节对 Onlay 植骨的临床操作要点主要针对口内取骨进行介绍。

Onlay 植骨的临床操作要点

一、切口设计

切口范围与缺牙数量以及骨缺损量相关，切口不可过小。宿玉成等（2004）描述切口线要位于植骨骨块的外缘至少 5mm 距离，在美学区要尽可能避免产生切口瘢痕，同时瓣的大小要方便减张和覆盖骨块，避免愈合过程中骨块和固位螺钉暴露。

二、取骨

建议取骨前拍摄 CBCT 评估供骨区解剖结构，并根据骨缺损范围制定截骨方案（骨块大小和取骨位置），下面将针对常用的三种口内取骨方式进行介绍。

1. 外斜线取骨

Len 等（2019）提到，下颌骨外斜线的取骨量取决于患者下颌骨的形态、邻牙位置以及下牙槽神经管的位置，可取出的骨块大小长约 1~2cm，高约 1cm（图 4-3）。若骨缺损范围较大，可考虑双侧外斜线取骨。进行最后磨牙的龈沟内切口，然后沿牙槽嵴顶向远中延伸，也可直接沿外斜线处的前庭沟做切口，翻开黏骨膜，暴露供骨区。根据缺损大小进行骨块的截取，通常截取形态为长方形，因此会有四个截骨切口。上方的截骨线位于外斜线内侧，注意不要损伤邻牙牙根。下方的截骨线位于下颌下缘之上，具体位置取决于骨缺损大小。远中截骨线在咬肌附着之前，近中截骨线在磨牙下方，近远中截骨线的位置据骨缺损宽度而定。可利用超声骨刀、球钻等进行截骨线的制备，Happe 等（2009）研究表明超声骨刀的使用可以降低供骨区取骨后的并发症风险。确保各个截骨线之间完全相连，利用骨凿撬动并取下骨块。Mendoza 等（2019）指出，取骨后应修整截骨线处的锐利边缘，检查有无神经管暴露，有无活动性出血，最后间断或连续缝合关闭创口。

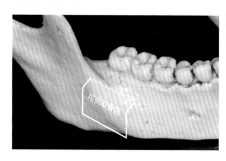

图4-3 下颌骨外斜线区取骨范围示意图

可供取骨区

2. 颏部取骨

颏部的取骨量与外斜线类似。Arx 等（2006）指出，可在膜龈联合下方 5mm 做弧形切口，翻开黏骨膜，暴露供骨区（图4-4）。颏部取骨形态多为长方形，也可利用环钻进行取骨。术前根据 CBCT 影像确定下前牙根长及骨厚度，确保截骨时不损伤下前牙牙根、不穿透舌侧皮质骨以免导致舌侧或口底血肿。为保证颏部面型不变，有学者建议应尽量不损伤颏部正中嵴形态，因此一般选择在正中嵴两侧进行取骨。Mendoza 等（2019）指出，冠方截骨线要距离下前牙牙根 5mm 以上，远中截骨线一般在颏孔前 5mm，若尖牙牙根过长，则远中截骨线应不超过尖牙牙根。刘宝林等（2012）建议，取骨后的创面植入骨替代材料并覆盖屏障膜，防止供骨区内生成大量瘢痕结缔组织造成颏部不适。

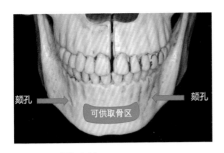

图 4-4　颏部取骨范围
示意图

颏孔　　　可供取骨区　　　颏孔

3. 原位取骨

可在缺损区根方或种植窝洞内直接利用超声骨刀或环钻制取骨块，但此法制取骨块尺寸较小，不适合大面积骨缺损的病例。但取骨后的创面已深达骨松质，起到了开放骨髓腔的作用（图4-5）。原位取骨不需要开辟第二术区，对患者而言术后舒适度更高。

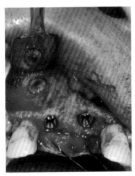
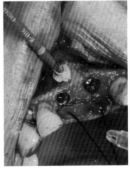

图 4-5　原位取骨。利用取骨环钻原位取骨，通过钛钉将骨块固定在缺损区

三、植骨

在植骨前，取出的骨块应浸泡在生理盐水或新鲜血液中保持活性。去除受植骨面残余的肉芽组织，必要时利用大球钻进

行骨面的打磨。Mendoza 等（2019）描述可对骨缺损区进行去皮质化，可利用 1mm 直径的小球钻或三棱钻在骨缺损区皮质骨钻 10~15 个小孔，孔要深达骨髓腔。根据缺损大小修整骨块大小及厚度，以利于骨块与骨缺损区贴合。Gilber 等（1996 年）建议选用 1.5~2mm 的螺纹钉将骨块固定于缺损区，螺纹钉的长度根据缺损区基骨厚度以及需要增加的骨量而定，在植入前制备螺纹钉钉道，钉道的直径可略大于螺钉直径，不可暴力拧入螺钉，防止骨块开裂，在受植区预备钉道，钉道的直径可略小于螺钉直径，使得螺钉旋入受植区时可以获得足够的固位力。骨块与受植区的紧密贴合和坚强内固定，是骨块成活的基本条件。然后使用金刚砂钻或者超声骨刀修整骨块边缘，防止后期割裂软组织瓣导致创口暴露。由于骨块愈合过程中会发生一定程度的吸收，建议在固定骨块后，常规进行 GBR，利用颗粒骨和屏障膜对骨块进行保护，将骨充填材料填入骨块周围及骨块与受植区之间的间隙内，并覆盖屏障膜，GBR 的其余操作要点详见第二章。图 4-6 中患者因上颌左右中切牙缺失，通过正畸治疗扩宽修复间隙并排齐牙列后，计划行种植修复。通过术前 CBCT 可见骨宽度不足，仅约 3mm。在 11、21 位点做牙槽嵴顶切口、12 及 22 牙龈沟切口、12 及 22 远中垂直切口，翻开黏骨膜，评估骨缺损形态。于右侧下颌骨外斜线区取长度约 2cm 的骨块，根据缺损区形态及范围，将骨块截成适合的大小，利用钛钉固定在骨缺损区，在骨块与骨缺损之间的空隙内以及骨块周围填入低替代率颗粒骨，并覆盖胶原膜，最后减张缝合创口。术后 CBCT 显示水平骨增量效果良好。术后 7 个月复诊，翻开黏骨膜，取出钛钉，并植入两枚种植体，再次植入骨粉进一步完善组织轮廓。于腭侧取上皮下结缔组织，移植在 11、21 位点之间，增厚软组织量、丰满牙龈乳头。植入种植体术后 CBCT 显示种植体三维位置良好，唇侧骨量丰满。术后 6 个月，常规进行二期手术，并利用螺丝固位临时冠进行牙龈塑形，待龈缘曲线及牙龈乳头形态稳定后，进行最终修复。

四、植入种植体

如果骨缺损面积小，通常需要植入骨块后 3~6 个月进行种植体植入。Khoury 等（2007）认为植骨后 6 个月内植入种植体可以对骨块进行功能性刺激，促进骨块改建，减少骨吸收，甚至有临床文献证实，在保证种植体初期稳定性和以修复为导向的植入条件下，可以在 Onlay 植骨同期植入种植体，尽早地给予周围骨功能性刺激，Clementini 等（2011）报道此方案下种植体 2.5 年和 5 年成功率分别为 93.1% 和 86%。Lekholm 等（1999）指出 Onlay 植骨同期植入种植体的失败率（23%）远远大于延期植入的失败率（10%），Peñarrocha-Diago 等（2013）虽然获得 100% 的同期植入成功率，但随访过程中发现种植体颈部的骨吸收却高于分阶段方案。同时由于骨块来源不同或成分不同，导致骨块吸收的量不能确定，因此在植入种植体时可能需要进行二次植骨。在美学区或多颗牙缺失的情况下，建议利用数字化导板辅助将种植体植入在理想的三维位置。

五、创口关闭

在关闭创口前，需进行骨膜减张，通常可在翻瓣后接着进行骨膜减张，以免植骨时减张造成出血导致植骨材料流失。检查瓣的关闭情况：由于 Onlay 植骨的植骨量较大，需要对瓣进行较大范围的减张，可能会造成黏膜变薄，增加了愈合过程中瓣的开裂甚至坏死的风险，可以考虑同期进行软组织移植，确保无张力严密关闭创口。

六、检查与随访

建议植骨术后 3 天、1 周、2 周、1 个月持续检查受植区创口情况。如果延期植入种植体，则在植入种植体前拍摄 CBCT 检查骨整合情况。由于植骨骨块完全改建需要 2~3 年的时间，在与原始自体骨整合改建的过程中会发生进一步的吸收，因此需要长期随访种植体颈部的骨水平。

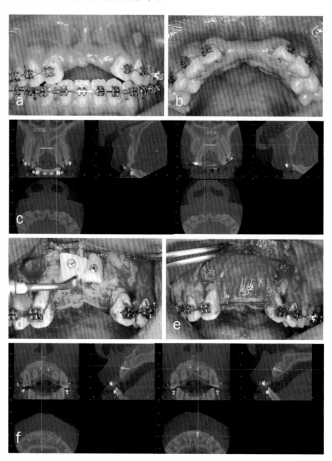

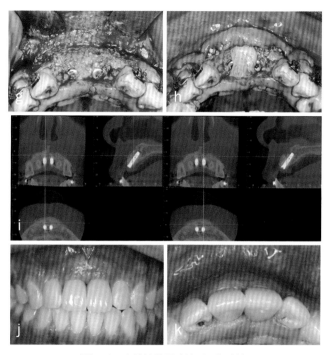

图 4-6　自体块状骨移植后延期种植

a. 术前唇面观；b. 术前殆面观；c. 术前 CBCT；d. 于下颌骨外斜线区取骨，将骨块修整成适合的形态，通过钛钉固定于骨缺损区；e. 常规进行 GBR，并减张缝合创口；f. 术后 CBCT 显示骨增量效果良好；g. 术后 7 个月，取出钛钉并植入种植体；h. 植入低替代率骨粉进一步完善骨弓轮廓，并植入结缔组织丰满唇侧软组织及牙龈乳头；i. 植入种植体术后 CBCT；j. 牙龈塑形 2 个月后进行最终修复，图示最终修复唇面观；k. 最终修复殆面观，组织丰满度良好。

第五节

Onlay 植骨的常见问题

外斜线取骨的并发症较少，但过度取骨，可能会造成下颌骨骨折。颏部取骨术后常见问题包括下唇、颏部皮肤的感觉异常、下前牙损伤、颏神经损伤等，局部取骨可能会损伤邻牙、鼻底或邻近的神经组织，术前应仔细评估局部解剖，避免损伤相邻重要解剖结构。虽然自体骨依然是目前植骨材料的金标准，但鉴于可能导致的并发症，现在许多公司推出了同种异体骨块或者合成材料骨块，以减少取骨手术的创伤，同时也没有取骨量的限制（图4-7）。

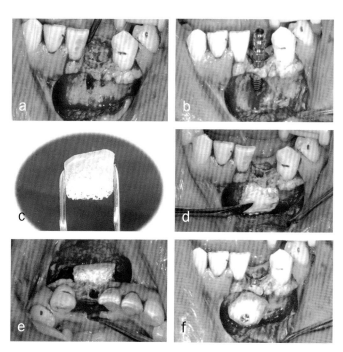

图 4-7　利用同种异体骨块进行 Onlay 植骨

（a）翻开黏骨膜后可见唇侧骨板凹陷明显；（b）植入种植体，可见种植体根方 2/3 螺纹暴露；（c）将同种异体骨块裁剪成适合大小；（d）将骨块放置在受植区；（e）植入骨块后可以有效维持成骨空间；（f）利用钛钉将骨块固定在骨缺损区

　　骨块的暴露和松动也是常见的并发症之一。早期愈合过程中骨块的暴露或固位不良会直接导致创口感染和植骨失败，早期的骨块暴露多由创口的减张不足和开裂而导致，若进行二次缝合，可能会再次导致创口开裂，Arx 等（2006）建议使用氯己定漱口水或凝胶进行局部清洁，减少创口感染的概率，等待创口的上皮爬行。后期的暴露多由于局部软组织过薄，导致螺钉暴露或透出金属色，因此时骨块已发生骨结合，可取出螺钉。若过早进行种

植体植入，在备孔和植入种植体的过程中，也可能会发生骨块的松动，若出现骨块松动，可再次对骨块进行固定，延期种植。由于大量植骨和瓣的减张，Onlay 植骨术后常伴有角化龈不足的情况，在植入种植体或二期手术过程中可以考虑进行软组织移植以获得充足的角化龈宽度。

与 GBR 技术相同的是，Onlay 植骨也有发生创口开裂、屏障膜暴露、植骨材料暴露等情况的风险，预后及处理方法可参考第二章。

关键要点

- 可选择下颌骨外斜线、颏部或术区进行自体骨块的获取，取骨量受到供骨区解剖形态的限制，所需骨块大小参考骨缺损范围。
- Onlay 植骨的技术要点是：骨块与受植区紧密贴合、骨块的坚强内固定、同期结合 GBR 以及无张力严密关闭创口。
- Onlay 植骨技术中无论取骨还是植骨操作，技术敏感性均较高，建议有经验的医生选择。

第五章

经牙槽嵴顶上颌窦底提升技术

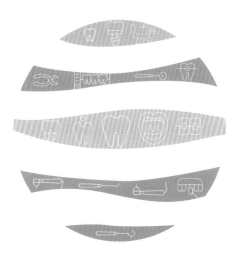

第一节

概述

上颌窦位于上颌骨，是颅骨中最大的充满气体的空腔，呈金字塔状，其金字塔底部是上颌窦内侧壁即鼻外侧壁，上颌窦上壁为眼眶的底壁，下壁为牙槽骨。解剖学认为上颌窦主要作用有四个：①参与发音共鸣；②分泌黏液，吸附尘埃；③湿润和温暖吸入的空气；④减轻头颅的重量。通常男性窦腔大于女性，随着年龄增大以及牙齿缺失上颌窦体积通常会进一步气化增大。由于上颌窦窦腔的气化以及上颌后牙缺失后的生理性改建，上颌后牙区的种植修复常常面临垂直骨高度不足的难题。目前该问题的解决办法主要有两类，一类是避开上颌窦，如植入短种植体或倾斜种植。另一类则是根据骨量不足的原因进行相应处理。如由于牙槽嵴顶骨吸收导致骨量不足则进行牙槽嵴顶植骨（常常采用块状骨Onlay植骨）。如由于上颌窦气化过度则要进行上颌窦内骨增量。但在临床，如牙槽嵴顶只有少许吸收，则临床医师往往更倾向于进行上颌窦内骨增量。这主要是经过近几十年的口腔种植发展历程，学界越来越认识到上颌窦底提升植骨的可预期性好，技术敏感度相对更低，因而使其临床应用更为广泛。

临床上主要将上颌窦底提升技术分为两类，一类为经牙槽嵴顶入路的上颌窦底提升术（TASFE），最早由 Tatum 于 1986 年提出理念，由 Summers 于 1994 年专门描述并改进发明专用器械，另一类为经上颌窦侧壁入路的上颌窦底提升术（LASFE），最早由美国 Loma Linda 大学的 Boyne 和 James 于 1980 年应用于上颌窦植骨。本章将主要讨论 TASFE，通常又称为上颌窦底内提升术。

第二节

适应证与禁忌证

一、经牙槽嵴顶入路上颌窦底提升术（TASFE）的适应证

不管是内提升还是外提升，都会涉及上颌窦黏膜的分离和抬高。这层黏膜又称为施耐德膜（Schnederian membrane），内衬假复层纤毛柱状上皮和杯状细胞等，通过其外覆盖的一层骨膜与上颌窦骨壁接触。杯状细胞可以分泌黏液，在进行上颌窦底提升后，杯状细胞数量会增加，黏液需要通过上颌窦的窦口进行引流。上颌窦窦口则位于中鼻道，其三维位置使上颌窦不可能通过重力作用来引流，在感染、鼻炎或其他慢性炎症反应时，上颌窦黏膜肿胀引起窦口堵塞或受阻，导致引流不畅产生急性上颌窦炎症状，故上颌窦底提升术前应特别注意评估窦口情况（图 5-1）。通常上颌窦与牙根之间会有一层骨相分隔，但偶尔会存在磨牙根尖与上颌窦底非常接近甚至进入上颌窦的情况，此时如果个别牙缺失需要进行上颌窦底提升，黏膜的剥离通常会比较困难（图

5-2）。除了上述几个解剖因素外，还有邻牙情况（包括牙周炎、根尖位置、根尖周炎等）、上颌窦外侧壁厚度、上颌窦宽窄、上颌窦间隔、上颌窦黏膜状况（血供、厚度、囊肿等）等因素也会影响临床治疗方案的确定。

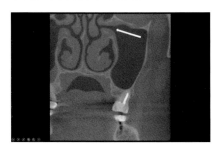

图 5-1　上颌窦窦口，对侧上颌窦可见积液

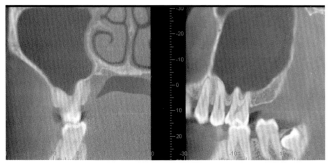

图 5-2　牙根突入上颌窦内

在考虑什么情况下选择 TASFE 时，牙槽嵴的剩余骨高度（RBH）常常是医生首先考虑的因素。一般推荐的 RBH 至少 5 mm，这是因为 RBH 过小则种植体的初期稳定性无法保障且 TASFE 能获得的提升量通常很难超过 4~5mm，这一数值最早是 1989 年由 Kent 和 Block 提出。French D 等（2015）通过对 926 个经过上颌窦底提升后植入的种植体进行了长达 10 年的研究。该研究采用三因素分类系统对这些种植位点进行分类评估，三因

素包括：①剩余骨高度（RBH）；②上颌窦底解剖形态；③多个与单个位点提升。其中RBH分为2~4mm、4.1~6mm和＞6mm三组；上颌窦底形态分为平坦窦底、凹形窦底、斜形窦底和间隔窦底；第三个因素为同一上颌窦区域单个位点的上颌窦底提升和多个位点的上颌窦底提升。临床和尸体解剖显示：在同一上颌窦，如果相邻位点一起提升，黏膜的重叠可防止黏膜过度拉伸，促进上颌窦底提升的成功。该研究得出以下结论：种植失败率与剩余骨高度密切相关，RBH越高者失败率越低；低RBH失败率为5.1%，中RBH失败率为1.5%，高RBH失败率为0.4%；四种上颌窦底形态中，失败率排序为：平窦底最高，间隔窦底最低（图5-3）；单个位点窦底提升的失败率高于多个位点一起提升的失败率。多位点提升并采用联冠修复可以有效减少局部骨组织的受力；三个因素中，剩余骨高度（RBH）依然是决定手术成败的最重要因素，4mm以上的RBH进行内提升可以获得更高的成功率（图5-4）。该分类系统可用于辅助制定上颌窦底提升的治疗计划并作为评估手术复杂程度的指标。

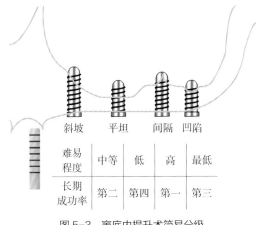

难易程度	斜坡	平坦	间隔	凹陷
	中等	低	高	最低
长期成功率	第二	第四	第一	第三

图 5-3　窦底内提升术简易分级

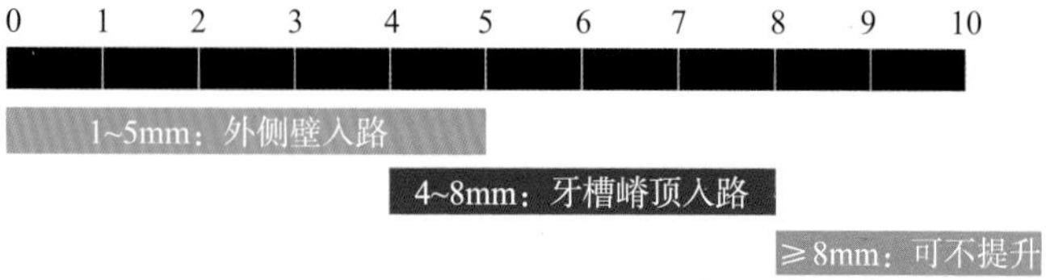

| 0 | 1 | 2 | 3 | 4 | 5 | 6 | 7 | 8 | 9 | 10 |

1~5mm：外侧壁入路

4~8mm：牙槽嵴顶入路

≥8mm：可不提升

图 5-4　基于 RBH 的提升术式决策树

2014 年一项中心临床试验（Gonzalez 等）比较了 RBH ≤ 4mm 和 > 4mm 患者经牙槽嵴顶入路上颌窦提升术后种植体的存留率和周围骨吸收量，结果显示两者无统计学差异。另一项前瞻性研究显示（Gu 等，2016）在 RBH ≤ 4mm 时采用经牙槽嵴顶上颌窦底提升术后种植体 5 年存留率可以达到 94.6%，由此可见，RBH 小于 4mm 并不是上颌窦内提升的绝对禁忌证，但综合大多数文献，在 RBH ≥ 4mm 时进行内提升风险是最小的。当采用短种植体（≤ 6mm）时，进行内提升的 RBH 范围还可进一步扩大。主诊医师需要综合解剖、患者全身状况、手术器械和自身经验等各种因素决定采用哪种术式进行上颌窦底提升。

二、经牙槽嵴顶入路上颌窦底提升术（TASFE）的禁忌证

（1）种植手术的全身或局部禁忌证　未控制的全身系统性疾病、严重过敏性鼻炎、重度牙周病等。

（2）上颌窦炎　急性上颌窦炎和慢性上颌窦炎易导致术后感染及引流不畅加重炎症，建议在炎症控制稳定后择期手术。

（3）上颌窦根治术后　经典上颌窦根治术后需要彻底刮除上颌窦黏膜，其愈合多为瘢痕组织，因此通常而言传统上颌窦根治术后的患者为上颌窦底提升术的禁忌证。

（4）上颌窦囊肿、肿瘤、息肉等　当上颌窦内可见占位性病变时，最好先清除病变组织，需确保上颌窦窦口通畅，必要时可请耳鼻喉科会诊。上颌窦囊肿具体可分为：黏液囊肿、潴留囊

肿、假性囊肿。近年来学术界的观点（王虎等，2019）认为黏液囊肿是上颌窦底提升术的禁忌证；假性囊肿和潴留囊肿则可以根据具体情况术中保留或摘除囊肿。图5-5展示的是一例上颌窦囊肿病例，术前可见囊肿与术区存在间隙，在进行上颌窦内提升并植入种植体后囊肿出现抬高、移位。

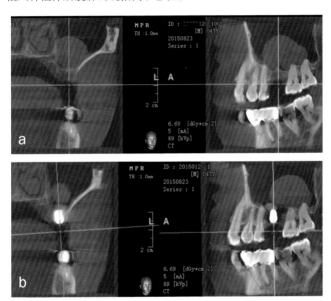

图5-5 上颌窦囊肿患者窦底内提升同期种植

a.缺牙区上颌窦囊肿影像，囊肿与窦底黏膜间存在间隙，可以保留囊肿行上颌窦底内提升；b.窦底内提升种植术后CT可见囊肿被推向远中

（5）重度吸烟患者　长期重度吸烟（＞10支/日）患者上颌窦黏膜发生不同程度萎缩，变薄（Bain等，2002），伴有慢性炎症者则有可能黏膜增厚，均会使得黏膜缺乏弹性，导致术中穿孔概率增加。故未控制的重度吸烟者是上颌窦手术的禁忌证。

经牙槽嵴顶上颌窦底内提升术治疗流程

一、术前评估

（1）体格检查：包括全身情况，有无基础疾病或心理疾病及长期用药情况等。

（2）口内检查：包括开口度、全口牙周情况、缺牙区及邻牙软硬组织情况，咬合关系等。

（3）影像学检查：强烈建议使用CBCT评估局部重要解剖结构。

二、器械准备和知情同意

（1）药物准备：包括抗生素、麻醉药物、皮质类固醇类药物、滴鼻液、漱口液等。

（2）器械准备：包括种植常规工具盒以及窦底提升工具盒和超声骨刀等外科动力系统。

（3）知情同意：术前应与患者充分沟通，告知患者治疗费用、方案、周期以及可能的并发症和风险因素，并签署同意书，此外吸烟患者建议戒烟3周以上。

三、经牙槽嵴顶上颌窦底提升常用手术方法

1. Summers 骨凿冲顶法

Summers 于 1994 年发明了一套骨凿器械（图 5-6）并提出了经典的 Summers 骨凿冲顶法，基本步骤如下（图 5-7）。

（1）局部麻醉后在计划植入部位嵴顶做切口，翻开全厚瓣暴露牙槽嵴顶，如颊侧附着龈宽度 > 3mm 且牙槽嵴宽度大于 8mm 可选择不翻瓣微创手术。

（2）使用小球钻或先锋钻定点，然后使用大号球钻或挤压器，钻孔至距离上颌窦底约 1mm 处。

（3）采用内提升骨凿通过外科骨锤敲击的方式造成上颌窦底骨壁青枝骨折。

（4）根据骨质情况选择最终钻完成备洞。

（5）鼓气实验检查窦膜完整性，然后填入骨替代材料。

（6）植入种植体，旋入覆盖螺丝或愈合基台。

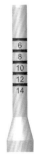 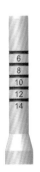 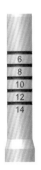

图 5-6　示窦底内提升工具

2.8mm　　3.5mm　　4.2mm

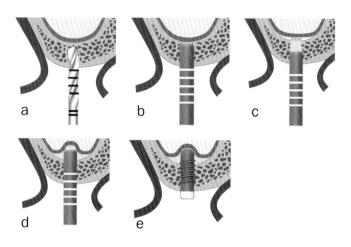

图 5-7 骨凿冲顶法示意图

a. 按预先确定的骨高度制备种植窝，钻入深度距上颌窦底 1mm；b. 使用内提升器械轻轻敲击致窦底皮质骨骨折；c. 将窦底皮质骨连同窦底黏膜向上抬起至所需高度，填入骨替代材料；d. 继续植入骨替代材料直至黏膜抬起至所需高度；e. 植入种植体

2. 上颌窦内嵌骨块提升术

上颌窦内嵌骨块提升术（IOSAT）最早由 Fugazzotto 于 2002 年提出。研究结果显示该方法连同短种植体的同期植入可用于上颌窦底 RBH 少于 4mm 的患者。该方法的成功实施有赖于两个要素：①骨块的厚度均一，同期断裂；②窦腔黏膜易于剥离抬高。其大致步骤如下（图 5-8）。

（1）使用与待植入种植体直径相匹配的环形钻制备种植窝，钻至上颌窦底 1mm。

（2）采用与环钻直径相匹配的内提升器械敲击预备种植窝所得的圆柱形骨块，致窦底皮质骨骨折，使之连同上颌窦底黏膜向上抬起。

（3）鼓气试验验证上颌窦窦膜完整性后根据提升的高度选择

填入或不填入骨替代材料。

（4）植入合适长度的种植体，配合使用窦提升基台等手段防止种植体脱落进入上颌窦。

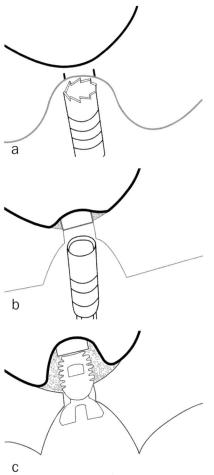

图 5-8　IOSAT 示意图
（莫安春教授提供）

a. 环形钻定位并制备窝洞至距窦底 1mm

b. 敲击预备柱状骨块，使之连同上颌窦底黏膜上抬

c. 同期植入短种植体

与传统内提升方法相比，该技术具有以下优点：①该方法尽可能的地保留了种植区域的自体骨，减少了骨替代材料的应用，节约了手术费用。②种植体根方的骨块与上颌窦黏膜相连，保证了良好的血供，有利于新骨的形成和改建。③根方的骨块具有骨引导作用，且其存在为新骨形成维持了良好的空间帐篷效应（图5-9），促进骨形成。

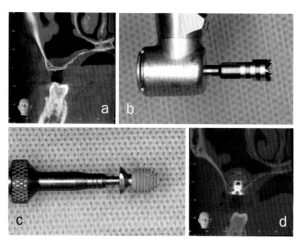

图5-9　窦嵴距约2mm采用IOSAT法种植

a. 术前 CT 显示缺牙区骨高度仅约 2mm，宽度尚可；b. 采用 5mm 取骨环钻预备种植窝洞；c. 将种植体连接窦提基台后植入；d. 术后 CT 可见骨块与骨粉材料包绕种植体

该技术还可以用于上颌磨牙拔除后同时行上颌窦底内提升术并即刻植入种植体的病例。在分根拔除上颌磨牙后，根据术前 CT 测量高度，将环钻在牙槽间隔钻入距离上颌窦底下方 1mm 处。根据环钻直径选择相应的内提升骨凿，轻轻地敲击使牙槽间隔骨块连同窦膜一起被抬起，然后植入种植体并在剩余的拔牙窝内充填骨替代材料，该方法可以使种植体植入在未来牙冠的中心位点。

3. 窦底骨质磨除法

前面两种方法均保留了上颌窦底皮质骨，但过大的敲击力量会给患者带来不适，甚至导致持续 1~3 周的内耳迷路震荡（眩晕症）。随着相关理论和技术的发展，临床上许多学者提出采用钻针磨除上颌窦底的皮质骨，然后可以将骨替代材料直接推进上颌窦，或是用水压或球囊抬高上颌窦黏膜，抑或是像外提升一样用精细剥离子抬高黏膜。

Sotirakis 和 Gonshor（2005）使用注射器将生理盐水注射到窦膜下来提升上颌窦底的方法，通常称为水压法或液压法，其局限性在于水流方向难以控制，有时会造成黏膜剥离偏向种植体一侧，造成种植体周围植骨材料包裹不充分。随着一些专业工具（如 DASK 或 CAS–Kit）的出现，上颌窦底提升也可采用与侧壁提升类似的方式剥离上颌窦黏膜，这类似于从牙槽嵴顶"开窗"，可以大幅提升上颌窦底高度。其临床步骤大致如下（图 5–10）。

（1）球钻定点，逐级备孔至距离上颌窦底 1mm 处。

（2）采用特殊设计的钻头，采用阻位器按照 RBH+1mm 确定备孔长度，轻柔压力下磨除上颌窦底皮质骨，当感觉骨质变软有轻微落空感时，即到达上颌窦底。此时使用工具盒中的伞形剥离子进行探查并初步分离向上顶起窦底黏膜。

（3）使用工具盒里的匙状黏膜剥离器向颊侧、腭侧及近远中进一步扩大剥离范围。注意在术中感知窦底黏膜的阻力，可采用鼓气试验检查有无穿孔。黏膜剥离时剥离子尖端不要脱离骨面，剥离范围一般应超出窝洞直径约 3mm，抬升高度应超过种植体尖端 2mm。

（4）垫入明胶海绵、CGF/PRF 膜后或直接填入骨粉、胶原骨至需提升的高度。

（5）继续扩孔完成备洞并根据骨质及种植系统决定是否使用皮质骨成型钻或攻丝钻，然后植入种植体。

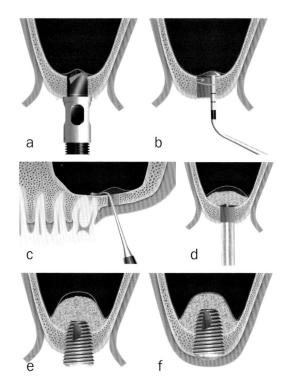

图 5-10 窦底骨质磨除法示意图

a. 使用带有止动环的安全车针磨除窦底 1mm 的皮质骨，直至感觉到轻微的落空感；b. 用伞形剥离子轻轻提升上颌窦黏膜；c. 继续使用提升工具扩大上颌窦黏膜剥离范围，减小张力；d. 填入骨替代材料；e. 植入种植体；f. 缝合关闭创口

　　图 5-11 为一例采用该方法进行上颌窦底内提升的病例展示。术前 CBCT 显示该病例窦底形态不规则，采用常规冲顶法进行窦底提升存在局部骨折片不规则，容易刺破窦底黏膜。因此，为了减少黏膜穿孔风险，本病例采用了磨除法，通过特殊设计的钻针少量多次逐渐磨除窦底的骨质，然后再进行黏膜剥离和植骨。

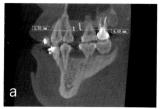

图 5-11 局部窦嵴距约 3mm，窦底程斜坡状，采用窦底骨质磨除法进行窦底提升

a. 术前 CT 示窦嵴距约 3mm 呈斜坡状

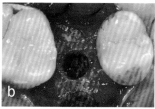

b. 翻瓣后采用 DASK 金刚砂针磨除窦底皮质骨

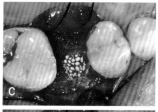

c. 采用剥离子剥离提升窦黏膜后填入骨粉

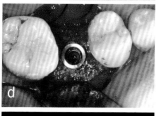

d. 继续植入种植体

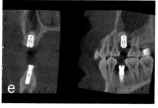

e. 术后 CT 可见骨粉包绕种植体

四、经牙槽嵴顶上颌窦底提升术后注意事项

1. 术后用药：由于口内需氧菌和厌氧菌同时存在，故服用阿莫西林及甲硝唑 3~7 天。术后三天使用类固醇激素控制水肿。若疼痛较重可服用止痛药。同时建议预防性使用呋喃西林麻黄碱滴鼻液滴鼻一周以保持上颌窦引流通畅。

2. 每日早晚使用氯己定（0.12%~3%）漱口液清洁口腔，使用两周以上。

3. 避免剧烈运动，睡觉时避免压迫术侧。

4. 术后两周避免吸烟。

5. 勿用力擤鼻涕及闭口打喷嚏。

6. 饮食温凉，不要使用吸管或其他吮吸动作。

7. 避免感冒，游泳和坐飞机。

经牙槽嵴顶上颌窦底内提升术常见问题及并发症的处理

1. 经牙槽嵴顶入路上颌窦底提升后种植时机

Peleg M 等（2006）报道在 RBH 仅为 1~2mm 的上颌后牙区进行上颌窦底提升并同期植入种植体取得了良好的效果，其研究表明，经过 9 年的负荷后成功率达 95.5%。临床对经牙槽嵴顶入路窦底提升常采用同期植入方案以缩短治疗时间，避免二次手术。决定种植体植入时机的主要因素是种植体的初期稳定性，而学界普遍认为与种植体初期稳定性相关的因素包括种植体的直径、形状、RBH、骨密度和医师的临床备洞技巧。Pommer 等（2014）采用 66 个不同直径的种植体植入不同 RBH 的人尸体上颌骨，发现种植体的稳定性与剩余骨的骨密度、备孔技巧有关，而与 RBH 和所选的种植体直径关系不大。由此可见，主诊医师需要积累一定的骨孔制备经验，并具备敏锐的临床判断力才能在低 RBH 的病例采用种植体同期植入，也就是说，临床不能仅依靠某一两项指标来确定是否同期植入种植体。

2. 经牙槽嵴顶入路上颌窦底提升后是否植骨？选择什么植骨材料？愈合时间？

Boyne（1993）进行的猴的动物实验研究证实，当种植体穿入上颌窦内 2~3mm 时，这部分种植体的表面将完全被再生的新骨覆盖，然而当穿出窦内 ≥ 5mm 时，只有 50% 被再生新骨覆盖，但植骨与不植骨均能良好行使功能，且无种植体松动。

Pjetursson 等（2009）对于 168 颗未植骨的内提升种植体 X 线片分析后发现，尽管在手术后均可在种植体尖端发现一些致密的结构，但约有 26.8% 的种植体尖端的这种结构会在一年后消失，植骨组则多数在一年后依然可见尖端的圆形阻射影，骨生成高度约为 4.1mm。Santoro 等（2018）对 17 个研究作了系统回顾，指出上颌窦内提升不植骨的骨高度增加为 2.99mm，植骨的骨高度增加为 4.24mm，根据现有循证医学证据，笔者建议当提升高度 ≤ 3mm 时可以不加骨替代材料，如果提升高度 > 3mm 则最好填入骨替代材料以获得更多的新骨。

尽管自体骨通常作为骨增量材料的"金标准"，但其吸收过快（图 5-12）。同样吸收较快的还有以磷酸三钙为代表的人工合成骨，而另一种羟基磷灰石类人工材料则不可吸收。目前临床最常用的材料是吸收速率较低的植骨材料，包括异种骨、同种异体骨、羟基磷灰石，虽然它们本身不具有成骨能力，但由于其极低的吸收速率，可以较好地维持上颌窦底黏膜的提升高度。

一般情况下，上颌窦植骨后需要 4~10 月愈合时间，愈合期的长短与植骨材料、种植体初期稳定性以及提升的骨高度有关。小幅度的提升（< 2mm）通常不需要额外延长愈合时间，当 RBH 过低时或骨质疏松时则建议延长愈合时间至 6 个月以上。

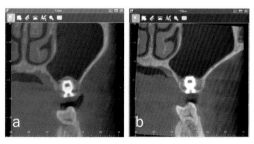

图 5-12　内提升仅填自体骨屑术后即刻（a）及术后 4 个月（b）

3. 经牙槽嵴入路上颌窦底提升后种植体长度的选择

2009 年 Pjetursson 等观察了 181 名上颌窦底内提升患者的 252 枚不同长度的 Straumann 种植体，平均随访时间为 3.2 年，其中 8~12mm 组存留率均在 98.7% 以上，而 6mm 组仅为 47.6%。Nedir 等（2017）对内提升并植入种植体的随访观察结果也显示 8mm 长度的种植体是可靠的。2018 年国际口腔种植学会第六次共识性研讨会中关于短种植体（≤ 6mm）的共识意见也认为 ≤ 6mm 的种植体失败风险较高，并且随着使用时间延长会有更大的失败风险。Vetromilla 等（2020）分析了 66 篇研究，尽管研究质量不高，但结果显示上颌窦底内提升联合短种植体（≤ 8mm）边缘骨丧失较标准种植体更少，且手术时间短、术中术后并发症少、成本更低，同时两者的种植体存留率和患者满意度相似。综合上述研究，我们认为上颌窦底内提升术并同期植入 8mm 种植体是一种更为可靠的选择。

4. 并发症的处理与预防

上颌窦植骨术的术中及术后均有潜在的并发症风险。以下内容阐述了围手术期和术后并发症以及相应的预防措施。

（1）窦黏膜穿孔：上颌窦底内提升窦黏膜穿孔的概率在 3.8%~20% 不等，不同文献报道的发生率存在一定差异，可能原因是部分窦黏膜穿孔并没有被探查到。根据窦黏膜穿孔出现的阶段将穿孔类型分为四种：窝洞制备时、上颌窦底提升时、植骨或种植体植入时以及种植体植入后。

1）窝洞制备时　术前剩余骨高度测量错误，或在制备骨孔过程中对钻针长度掌握不准确或是支点不稳，都可能会造成窦黏膜穿孔。对于窦嵴距极小，窦底皮质骨与嵴顶皮质骨融合或是窦底形态不平整时，备孔接近窦黏膜时使用金刚砂钻或超声骨刀可以显著减少穿孔风险。

2）上颌窦底提升时　在敲击窦底皮质骨时力量过大可能会造成窦底骨折的骨尖刺破黏膜，造成穿孔。建议使用带有阻位器的内提升器械来精准控制提升高度。

3）植骨或种植体植入时 Pommer 等（2009）利用 20 具新鲜尸体测试了上颌窦膜对牵拉的反应，当进行一维拉伸（水平牵拉）窦黏膜时，可拉伸至原大小的 132%；从进行二维拉伸（类似于内提升器械或骨对黏膜的推力）时可拉伸至原大小的 124%，当压强达到 7.3N/mm^2 时出现破裂。因此植骨时要注意植骨材料有无锐利边缘以及充填是否过量，这两种情况均可能造成植骨时窦黏膜破裂。在放入骨替代材料后准备同期植入种植体时也应注意种植体植入是否速度过快。

术中发现穿孔最可靠的方法是通过显微镜直视或者采用内窥镜观察，如缺乏设备，RBH 又较高时，通常肉眼很难判断窦黏膜是否穿孔，一般也不建议在手术过程中使用器械探查。临床最常用的间接判断方法是鼓气试验，即通过捏住单侧或双侧鼻孔同时嘱患者用鼻子鼓气，此时检查种植窝洞是否存在漏气现象来判断窦膜是否穿孔。但这个方法有一定局限性，有时即使穿孔也无法观察到漏气现象。

术中发现窦黏膜穿孔或怀疑穿孔，则建议立即改行上颌窦侧壁开窗提升术，垫入胶原膜形成新的窦底并填入骨粉植入种植体。如果需要提升的高度 < 2mm（RBH ≥ 6mm），可直接植入种植体，不填入骨粉，大多数文献表明种植体的失败率并不会因此增加。当条件允许时，也可以术中改变种植体植入方向，避开上颌窦或采用短种植体来完成手术。也可以选择终止手术，3 个月后重新进行。不建议通过原有窝洞分离松解上颌窦黏膜进行修补。

4）种植体植入后 术后进行 CBCT 影像学检查对于判断窦黏膜是否完整非常有必要，如果发现植骨材料弥散在窦腔则意味着窦黏膜肯定存在穿孔。有些病例甚至在术后 3 周后，仍有可能因为剧烈的黏膜运动（如用力擤鼻涕等）导致穿孔发生。文献报道个别患者（Jo 等，2014）会在术后 7~14 天复诊时发现上颌窦窦膜穿孔伴有鼻窦炎，这可能与术中小穿孔未发现，窦口引流不畅或是术后不良习惯有关。术后发现穿孔要密切随访观察并局部和全身联合抗感染治疗，并使用保持鼻道通畅药物，如果出现鼻窦炎等感染征象需要按照术后感染来相应处理。

（2）术后感染与鼻窦炎：穿孔后进入窦腔的植骨材料容易发生感染引发上颌窦炎（现已统称鼻窦炎）。此外部分窦口堵塞患者即使没有窦黏膜破裂，但手术创面的渗出增多，渗出液引流不畅也有可能继发感染导致鼻窦炎。不同文献报道感染在经牙槽嵴顶的上颌窦底提升术中平均发生率为0.8%（0%~2.5%）。Lucian等（2016）观察了81例共151个上颌窦底提升术后并发症发生率，结果共有5例患者发生鼻窦炎。感染一般在术后3~14天发生，往往伴有植骨材料的丢失。症状一般为：患侧头痛，局部胀痛，鼻腔内臭味，流鼻涕及术侧眶下区压痛等，有些患者还会出现嗅觉的减退、丧失。如临床判断为鼻窦炎，首选全身抗生素口服或静脉治疗并同时使用鼻黏膜血管收缩剂（如呋嘛滴鼻液）或口服吉诺通胶囊解除堵塞，及时引流。呋嘛滴鼻液主要成分为呋喃西林和盐酸麻黄碱，呋喃西林对革兰阳性、阴性菌均有抑制作用。盐酸麻黄碱可直接缓解鼻充血、水肿，达到有效引流。吉诺通胶囊可以增强鼻纤毛运动。如果以上药物治疗不能缓解症状，病情持续加重，应考虑行局部冲洗引流甚至取出种植体及全部植骨材料，目前常用冲洗方式有三种：①经牙槽嵴顶穿刺冲洗；②经上颌窦侧壁开窗冲洗；③鼻内窥镜下行上颌窦造口术。法国耳鼻喉协会共识性指南（2020）建议，一旦发生术后感染应取出全部移植物并联合全身使用广谱抗生素治疗感染。

（3）种植体掉入上颌窦：植入时种植体稳定性欠佳，或者术后感染造成的骨质吸收，窦膜破裂或是用力打喷嚏，潜泳以及剧烈有氧运动等都可能引起上颌窦窦内负压升高，也可能导致尚未形成骨结合的种植体进入上颌窦内。

如术中因意外导致种植体掉入上颌窦，经过鼓气试验可以大致判断种植体的位置。①如果种植体进入上颌窦但窦黏膜尚未破裂，可以立即清理局部骨孔，充分暴露种植体，采用超声骨刀或金刚砂钻扩大种植窝洞，取出种植体，缝合创口或继续进行上颌窦植骨术。②如果发现窦黏膜破裂，种植体已进入上颌窦腔，需 CBCT 定位后进行开窗切开窦黏膜，生理盐水冲洗去除植骨材料，用吸引器吸出种植体，在创口覆盖胶原膜，严密缝合，患者术后需使用抗生素预防感染。相关病例见图 5-13。此类患者不建议同期再行上颌窦底提升植骨术，因为术后感染风险较高。Sgaramella 等（2016）在一项关于种植体进入上颌窦的回顾性研究显示 21 名患者中有 8 人出现了鼻窦炎症状，这些患者最终均接受了全麻下取出种植体和上颌窦根治术。近年来内镜应用越发广泛，临床上还可以通过口腔内窥镜侧壁开窗或是通过耳鼻喉科在鼻腔内镜引导下切开中鼻道取出种植体。

（4）术后眩晕：传统冲顶式上颌窦底内提升术由于敲击导致颅底振动，有可能导致术后眩晕症的发生。其发病机制归为耳石从囊状黄斑脱离和脱位到半规管。当采用敲击法行上颌窦底内提升时应尽量减轻敲击的力度，笔者通常采用安全车针钻至距上颌窦底 0.5~1mm 处，此时仅需轻柔的力量即可造成窦底骨折断，此时也往往无需很大力量即可顺利提升。此外在手术敲击过程中，让助手按住鼻骨，也可让来自上颌窦的振动不再传向颅底，进一步减少眩晕症的发生。当眩晕症发生后，患者通常会在 1~3 周内自行恢复，必要时可以采用 Epley 手法，帮助缓解症状。

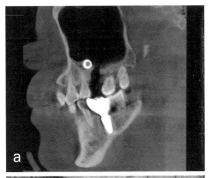

图 5-13 种植体术中掉入上颌窦，侧壁开窗取出

a. 术中种植体从窝洞"消失"，拍摄 CT 见窦黏膜疑似破裂，种植体位于种植窝前方

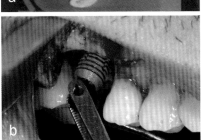

b. 侧壁开窗结合峰顶扩大骨孔发现并夹出种植体，可见种植体未连接"窦提升基台"

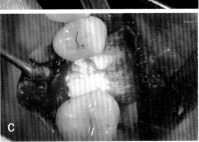

c. 胶原膜覆盖，缝合关闭创口

关键要点

- 强烈建议术前使用 CBCT 评估剩余骨高度、黏膜状况、上颌窦下壁解剖外形以及窦口及鼻道等重要解剖结构。
- 建议患者术前戒烟或者减小烟量。
- 上颌窦内提升术后建议选择的种植体长度应 ≥ 8mm。
- 如果提升高度 ≤ 3mm，窦底黏膜提升后植骨与不植骨的存留率相似，可以不植骨。但如提升超过 3mm，强力建议进行植骨以获得更多的新生骨。
- 对于骨质疏松患者，敲击提升是一种较为理想的上颌窦底内提升方式，但对于 CT 可见上颌窦底皮质骨较厚的患者，则建议采用全部或部分磨除法改善患者治疗体验。
- 在填入植骨材料前可垫入胶原海绵或 CGF/PRF 膜进行缓冲，减少黏膜穿孔及材料扩散。
- 胶原骨在作为经牙槽嵴顶内提升的植骨材料具有一定优势，可有效维持成骨空间，同时吸水后较为柔软，不易损伤窦黏膜。
- 使用鼓气试验检测窦膜完整性时需要提醒患者避免过度用力鼓气。
- 当术中发现上颌窦黏膜破裂时应考虑选择放弃手术、改变手术术式（如改为侧壁提升）或是仅放入种植体但不植骨。
- 当 RBH 严重不足时，若同期植入种植体，应采取颈部锁结装置（如使用窦提基台或采用颈部膨大种植体等）预防种植体掉入上颌窦内。
- 上颌窦底提升区的修复方式应尽可能采用多位点同时提升并联冠修复。

第六章

经侧壁开窗上颌窦底提升技术

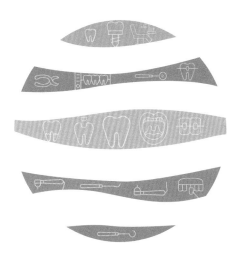

本章常见问题

- 什么情况下选择经侧壁开窗进行上颌窦底提升？
- 经侧壁开窗进行上颌窦底提升是否植骨？
- 经侧壁开窗进行上颌窦底提升后窗口是否覆盖屏障膜？
- 经侧壁开窗进行上颌窦底提升后何时种植？
- 上颌窦内存在囊肿如何处理？
- 上颌窦外侧壁存在血管如何处理？
- 经侧壁开窗进行上颌窦底提升时有哪些潜在并发症？

第一节

概述

Smiler 等（1997）将上颌窦侧壁开窗术式分为三类：①磨除式；②翻折式；③揭盖式。磨除式是指完全磨除开窗骨片，其优点是可任意扩大开窗范围，视野充分，缺点是损失了可作为植骨材料的自体骨。翻折式是将开窗的骨片以骨窗上缘为铰链轴连同上颌窦黏膜向内上翻折形成新的上颌窦底，其优点是新形成的上颌窦底可以提供良好的空间支撑作用和充当成骨中心，缺点是当上颌窦开窗部位颊舌侧宽度较小时，翻折的骨片无法完全就位，导致剥离有限，且容易穿孔。揭盖式则是先将骨窗的四周完全磨开然后分离窦腔黏膜取下骨片待提升植骨后再放回原位，用于封闭创口，其优点是可以减少胶原膜的使用，避免骨充填物的外溢，缺点是操作较复杂，易导致黏膜穿孔。Cho 等（2012）认为该游离骨片复位后可能发生移位导致穿孔或死骨形成对手术产生不良后果。

适应证与禁忌证

一、经侧壁开窗上颌窦底提升术（LASFE）的适应证

传统观点认为选择哪种方式进行上颌窦底提升主要取决于 RBH 和上颌窦底形态。上一章也提到，RBH ≥ 4mm 时即可采用经牙槽嵴顶入路方式行上颌窦底提升。但相关理论的发展和器械的进步也使得 RBH < 4mm 的内提升依然能取得良好的效果，此外短种植体与经牙槽嵴顶窦底提升术的联合应用更是进一步扩大了经牙槽嵴顶内提升术的适应证，这使得 RBH 因素在上颌窦提升决策中变得不再至关重要。虽然经牙槽嵴顶入路上颌窦底提升简化了手术操作，缩短了愈合时间同时减轻了患者的术后反应和手术费用，是上颌窦底提升术的发展趋势，然而我们也应该意识到现阶段经牙槽嵴顶入路窦底提升术无法解决所有 RBH 不足的病例，尤其是当窦底形态不规则（如存在间隔）或窦内情况不健康（如存在较大囊肿），此时经侧壁开窗上颌窦底提升式仍然是更为稳妥的治疗方案。同时经牙槽嵴顶入路上颌窦底提升存在窦黏膜穿孔风险，且 RBH 越低，穿孔风险越大（Kanayama 等，2016），当出现穿孔时，种植医生需考虑改行侧壁开窗术修补穿孔。这些因素使得经侧壁开窗上颌窦底提升术成为种植医生开展上颌窦底提升术时必须掌握的一项重要技能。两种上颌窦底提升术式对比见表 6-1。

表6-1　两种上颌窦底提升术式对比

	侧壁开窗入路	牙槽嵴顶入路
优点	直视下操作 窦黏膜剥离更充分 术中可操控性好 可同时处理囊肿	创伤小，风险小 术后反应小 成本相对较低 操作较简单
缺点	成本相对更高 穿孔风险更大 术后反应更大	盲式操作 窦黏膜剥离不充分，提升有限 穿孔后不易发现和处理

二、经侧壁入路上颌窦底提升术（LASFE）的禁忌证

同第五章第二节经牙槽嵴顶入路上颌窦底提升术（TASFE）的禁忌证。此外，如果上颌窦侧壁开窗部位存在大的血管也不建议进行侧壁开窗上颌窦底提升。

第三节

经侧壁开窗上颌窦底提升术治疗流程

一、术前评估

1. 体格检查：同第五章第三节。

2. 口内检查：同第五章第三节。

3. 影像学检查：强烈建议使用 CBCT 检查，包括缺牙区剩余骨高度、外侧壁骨厚度、窦底形态、窦内容物情况、上颌窦黏膜厚度以及外侧壁血管走形、邻牙状况等。Testori T 等（2020）讨论了外提升黏膜剥离时出现穿孔的主要影响因素，由此对特定病例进行风险评估。主要影响因素分为两大类：解剖因素和患者相关因素。解剖因素包括黏膜厚度、中隔的存在和方向、缺牙个数及邻牙根尖与上颌窦底的关系、残留骨高度、上颌窦底宽度、腭鼻凹角度、上颌窦侧壁动脉。患者相关因素包括术前慢性鼻窦炎和牙龈生物型。当黏膜厚度＜ 0.8mm 或者黏膜厚度＞ 3mm 时为高风险。当同一位点存在多个间隔、间隔高度 ≥ 6mm 或者间隔为前后向时为高风险。当腭鼻凹角为锐角时，高风险。当牙龈生物型为薄型时，为高风险。同一团队也提出了应该在术前对外提升病例进行难度评分（表 6-2）。评分表中得分越高则相应手术难度越大。

表 6-2　侧壁开窗影响因素难度评分系统

难度分数		
穿孔风险因素	0	1	2
解剖相关因素			
（1）窦黏膜厚度（mm）	1.5~2.0	0.8~1.49，2.01~2.99	＜ 0.8，＞ 3
（2）窦底形态	没有间隔	一个间隔	多个间隔
（3）间隔形态	没有间隔	横向（横截向）	前后向（矢状向）
（4）间隔高度	没有间隔	高度＜ 6mm	高度 ≥ 6mm
（5）缺牙类型以及牙根相对于上颌窦位置	全部牙齿缺失（第二前磨牙到第二磨牙）	两颗邻近牙缺失（第一前磨牙到第二磨牙间）	单颗牙缺失（第二前磨牙到第二磨牙）/提升区存在牙齿且牙根伸入或邻近上颌窦

难度分数		
（6）剩余骨高度	＞4mm	4mm	＜4mm
（7）上颌窦宽度（上颌窦内外侧壁夹角大小）	宽（角度＞60°）	角度在30°~60°之间	窄（角度＜30°）
（8）腭鼻凹角度	钝角（≥90°）		锐角（＜90°）
（9）外侧壁血管直径	＜1mm	1~2mm	＞2mm
（10）颊侧骨板厚度	＜1mm	1~2mm	＞2mm
（11）颧弓位置	远离提升区		靠近提升区
（12）有无骨缺损	没有骨缺损	颊侧骨板缺损	牙槽嵴顶或腭侧存在骨缺损
患者相关因素		
（1）抽烟习惯	没有		有
（2）术前慢性鼻窦炎	没有		有
（3）牙龈生物型	厚（≥1mm）		薄（＜1mm）
（4）外科入路（开窗大小）	宽		窄
（5）外科入路（术区与优势手）	术区与优势手在同一侧	术区与优势手在异侧	

二、器械准备和知情同意

同第五章第三节。

三、基本步骤

1. 术前用药与麻醉

常规术前半小时口服抗生素、止痛药和类固醇类药物，并使用氯己定含漱三次，可有效降低术后感染的风险。通常采用酰胺类如 4% 阿替卡因局部麻醉方式，对于范围较大者可结合上牙槽中、后神经阻滞麻醉及腭前神经阻滞麻醉。对于焦虑患者，可以采用局部和镇静麻醉相结合方式，或是术前服用镇静药物。注意有高血压或其他全身疾病患者慎用含肾上腺素的麻醉药物。

2. 切开翻瓣

切口设计取决于以下几个因素：牙缺失范围，邻近牙有无修复体，角化龈质量，上颌窦形状和体积，是否同期植入种植体以及是否需要联合进行水平/垂直骨增量。通常采用嵴顶切口或偏腭侧 1mm 切口，附加近中和（或）远中垂直切口后翻开全厚瓣，垂直切口应距离骨开窗部位至少 5mm（图 6-1），近中切口应足够长以确保视野清晰（但需要注意避免损伤眶下神经），此外为了缝合便利和保证血供，通常远中垂直切口长度不超过膜龈联合或是采用延长龈沟切口的方式来扩大手术野。对于先提升再延期植入种植体的病例，有时还可以采用颊侧膜龈联合处切开的方式来减少创伤和术后反应。

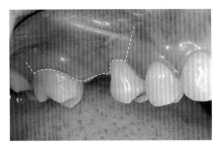

图 6-1　切口示意图

3. 侧壁开窗

开窗位置、形状和大小由缺牙区近远中距离、上颌窦底和外侧壁解剖条件所决定。通常建议将开窗下缘位于上颌窦底根方 3mm 处，上缘应考虑种植体的长度，一般离嵴顶的距离 > 种植体长度 +2mm，并应注意保护上牙槽后动脉及眶下神经，窗口的近远中宽度则视需要修复的缺牙间距及种植体数目而定。当术者操作熟练时，可以适当减小开窗大小。采用金刚砂球钻或者钨钢球钻可快速地磨除颊侧骨壁，但也易导致黏膜穿孔。推荐使用超声骨刀进行骨开窗，其至少有以下几个优点：①上颌窦黏膜穿孔率降低；②术野更清晰；③减少术中出血；④降低手术创伤；⑤降低动脉损伤可能性；其缺点是费时较长。笔者建议根据颊侧骨壁厚度确定开窗方法。如果骨壁较厚可以两者配合使用，即先用球钻磨出轮廓并接近上颌窦黏膜，当颜色透出灰蓝色时换用超声骨刀或金刚砂球钻，安全开窗。当存在骨间隔时可考虑在骨间隔处分别开窗，避开间隔。

开窗骨壁的处理：经典的处理方法为保留并向内上翻折骨壁，将此骨壁作为新的上颌窦底。此外还有揭盖式和磨除式两种方法。理论上讲，不同术式难度排序如下：揭盖式 > 翻折式 > 磨除式；磨除法适用于各种骨壁情况，但翻折式和揭盖式骨开窗术多适用于上颌骨外侧壁 ≤ 1mm 的情况。注意对于上颌窦内外侧壁间距较窄的患者，如果采用翻折法需注意开窗大小，使得骨窗高度小于内外侧间距，否则可能导致翻折不到位，提升困难（图6-2）。

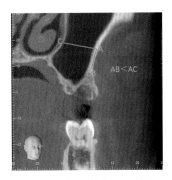

图6-2 "翻折法"开窗设计

4. 剥离上颌窦黏膜

在提升前需使用超声骨刀或金刚砂球钻修整骨窗边缘至光滑（图6-3），防止损伤黏膜。通常上颌窦黏膜的剥离从骨窗边缘开始，先使用短的专用黏膜剥离子轻柔地分离顶部和近远中黏膜，每处至少松解3mm上颌窦黏膜后才开始用剥离子剥离底部黏膜。先使用弯度大的器械剥离，再使用弯度小的长器械剥离远离窗口的黏膜（图6-3 d-e）。尽量将上颌窦黏膜提升范围扩大到上颌窦内侧壁，跨越腭鼻凹角，以避免上颌窦黏膜在腭侧发生折叠，导致腭侧骨再生不全。始终保持器械末端凹面紧贴骨面。

5. 检查黏膜完整性

黏膜分离成功且无张力时可以透过窗口观察到黏膜随呼吸上下移动，并可采用鼻鼓气试验进一步检查上颌窦黏膜的完整性，必要时可预防性垫入富血小板纤维蛋白（PRF）膜或其他生物屏障膜。

6. 制备种植窝洞（同期种植）

当RBH ≥ 3~4mm时，种植体可同期植入并获得良好初期稳定性，对于一些对初期稳定性要求不高的种植体，即使RBH

小于 3mm 也可采用连接窦提升基台后同期放入种植体。通常上颌窦提升位点因按照种植体厂家推荐的疏松骨质模式来制备窝洞（级差备洞）。在制备种植体窝洞时，注意保护上颌窦黏膜，备洞前先将植骨材料或胶原基质植入上颌窦腔内，或者将器械置入窦腔黏膜下方，防止钻针损伤黏膜。

7. 植骨与植入种植体

将充填材料小心填塞入上颌窦黏膜下方与窦底空间内，植骨材料可以是自体骨与骨替代材料混合或单纯骨替代材料。一般建议植骨材料超过种植体高度 2mm 即可，注意不过量充填以免上颌窦黏膜张力过大影响血运甚至坏死，也不要堵塞上颌窦窦口，最后再常规入种植体（图 6-3 f-g）。在骨密度较低的位点，骨挤压可以提高疏松上颌骨的骨质密度。

8. 开窗区覆盖生物屏障膜

建议使用可吸收胶原膜完全覆盖开窗区，可以促进止血，并防止植骨材料外溢。

9. 缝合

必要时做软组织减张，以确保无张力关闭创口。5-0 尼龙线间断缝合用于松弛切口，嵴顶位置可采用连续锁边缝合、间断缝合或褥式缝合。缝线应在术后 10~14 天拆除。

图 6-4 展示的是一例残留骨高度为 2mm 的病例。在侧壁进行椭圆形开窗，伞形剥离子分离骨窗周围窦黏膜，再使用匙状剥离子扩大剥离范围，植骨后同期植入种植体，骨窗填满骨替代材料后覆盖胶原屏障膜，然后严密缝合。术后 CBCT 见骨粉包绕种植体，效果肯定。

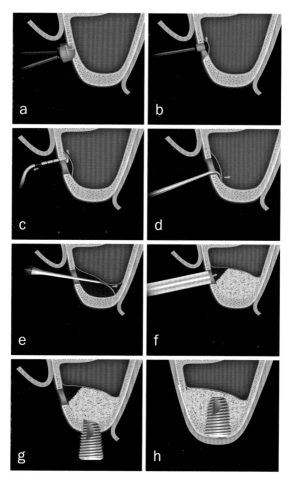

图 6-3　侧壁开窗窦底提升术示意图

注：a. 金刚砂钻磨除骨侧壁；b. 修整骨窗边缘骨；c. 伞状剥离子初步分离窗口周围窦黏膜；d. 换用匙形剥离子提升剥离窦底黏膜；e. 进一步剥离窦底和腭侧窦黏膜；f. 填入骨充填材料；g. 继续植入种植体；h. 窗口盖膜，缝合关闭

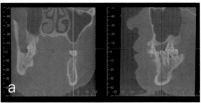

图 6-4　采用 DASK 器械行侧壁开窗窦底提升术

a. 术前 CT 见 RBH 仅约 2mm

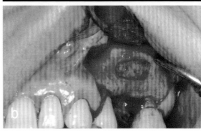

b. 侧壁开椭圆形骨窗

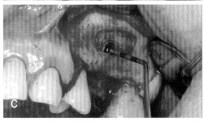

c. 伞形剥离子分离骨窗周围窦黏膜

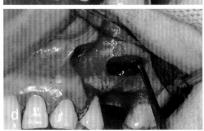

d. 匙状剥离子扩大剥离范围

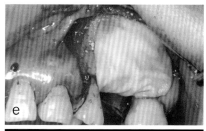

e. 检查上颌窦黏膜完整性后植入骨粉和种植体，窗口覆盖屏障膜

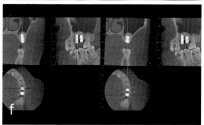

f. 术后CT见骨粉包绕种植体

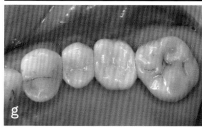

g. 最终修复戴牙

四、经侧壁开窗窦底提升术后注意事项

同第五章第三节。

侧壁开窗上颌窦底提升术常见问题及并发症处理

1. 上颌窦底侧壁提升后是否植骨

Christopher 等（2015）评价了 53 位共 89 枚不植骨上颌窦底黏膜提升病例，平均随访 4.6 年后种植体存留率为 94.3%。Lundgren 等（2019）在 2019 年随访跟踪了 218 枚侧壁开窗同期种植并不放入植骨材料的种植体存留率，其结果显示种植体存留率为 95.9%，平均骨高度增加了 4mm。虽然上述文献支持外提升不植骨，并认为其可以避免免疫排异反应，缩短手术时间，降低费用，但这些研究普遍病例例数不多，研究等级不高。并且由于上颌窦黏膜缺乏骨粉的支撑，导致局部更易受到呼吸运动的干扰，造成种植体骨结合失败或是窦黏膜塌陷。事实上，目前有更多的科学证据支持在侧壁开窗窦底提升术时填入吸收率较慢的植骨材料以维持骨再生空间。Fouad 等（2018）通过临床随机对照研究发现植骨组在新增骨高度、密度、种植体稳定性上均优于不植骨组。Velasco 等（2021）的临床对照研究比较了侧壁开窗提升时使用脱蛋白小牛骨与透明质酸＋磷酸三钙混合物的术后 9 个月成骨效果，结果显示两者在成骨量上没有明显差异，但是使用脱蛋白小牛骨组的成骨质量更高。故建议侧壁开窗提升时不仅要植骨，还要尽量使用低替代率的骨替代材料。

2. 上颌窦底侧壁开窗提升后是否盖膜

传统观点认为在侧壁开窗后应在开窗处覆盖生物屏障膜以利

于成骨（Tarnow 等，2000）。Starch 等（2019）的 meta 分析显示是否覆盖屏障膜对种植体的存留率没有影响，但覆盖膜可获得更多的新骨生成。从减少结缔组织长入和预防上颌窦黏膜术后穿孔角度考虑，笔者通常会在窦底填入胶原膜并反折至开窗处，当采用揭盖式进行窦底提升植骨后骨片复位法时也可以考虑使用屏障膜防止其移位。

3. 上颌窦侧壁开窗提升后何时种植

判断是否可以同期植入种植体主要依赖于术者对种植体植入后稳定性的预先判断。具体内容见第五章第四节。

对于延期植入，根据以往文献（Nkenke 等，2010），通常建议延期种植时机为上颌窦底提升术后 5~6 个月。也有学者认为单纯使用脱蛋白小牛骨（DBBM）作为上颌窦植骨材料时应延长愈合时间，因其无骨诱导性。但 Wang 等（2017）的随机对照研究显示单纯使用 DBBM 分别在植骨后 5/8/11 个月后植入种植体，其种植体负载一年后未见明显差异。结合临床经验采用经侧壁开窗延期种植方案时，种植体植入应至少在植骨术后 5 个月，当 RBH 极小、年龄较大、骨质疏松时还应适当延长愈合时间，以获得较高质量的成骨。

4. 上颌窦内存在囊肿时如何处理

前文提到黏液囊肿为真性囊肿，具有破坏性，是上颌窦底提升手术的禁忌证，术前需请耳鼻喉科会诊治疗。潴留囊肿多系上颌窦黏膜中浆液性小腺体导管阻塞后导管扩张而形成囊性结构，通常无明显临床症状。假性囊肿最常见，良性，CBCT 上多呈局限性、边界清晰的不透光区，好发于上颌窦底。王虎等（2019）认为 CBCT 很难将潴留囊肿和假性囊肿区分开，二者可能只是称谓不同。Feng 等（2014）报道了 21 例患者不摘除囊肿行牙槽嵴顶入路上颌窦植骨种植，随访 27 个月发现种植体成骨良好。Chiapasco 等（2015）报道了采用双开窗方式摘除上颌窦囊肿并同期行上颌窦提升植骨术，平均随访 50 个月，12 例患者均无囊肿复发，19 枚种植体存留率 100%。Testori 等（2019）随访了

15 例上颌窦底提升术中同期抽吸囊液的患者，其中 12 例在术后影像学检查时未见囊肿影像。Anitua 等（2021）的系统性回顾显示：在潴留囊肿和假性囊肿的患者中，窦提升手术后植入种植体是安全的，并且无论是否去除病变，植体都具有很高的存留率。根据现有文献，我们认为是否处理囊肿主要考虑：①囊肿大小，提升术后是否阻塞上颌窦窦口；②是否影响黏膜剥离范围和提升范围；③是否与提升手术同一入路；④患者意愿。当采用侧壁开窗提升术时通常建议同期处理囊肿，处理方法主要有注射器吸取囊液和摘除囊肿两种方式，同时对于上颌窦黏膜穿孔处要注意采用屏障膜或缝合等方法予以修补（图 6-5）。

图 6-5　侧壁开窗摘除囊肿同期窦底提升植入种植体

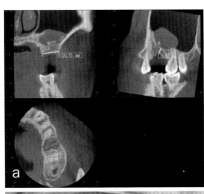

a. 术前 CT 见缺牙区潴留囊肿影像

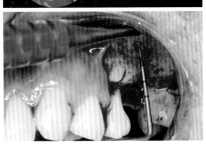

b. 根据 CBCT 标记囊肿中份所在位置

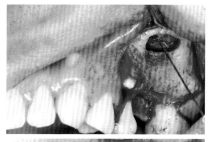

c. 开窗吸取囊液

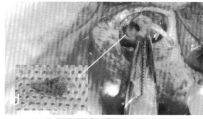

d. 血管钳摘除囊壁

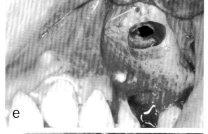

e. 在开窗处上方做开
小孔

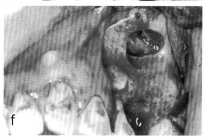

f. 可吸收线缝合修补上
颌窦黏膜悬挂于窗口的
上缘

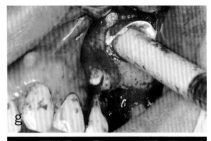

g. 垫入可吸收膜完成上颌窦底提升植骨和种植体植入

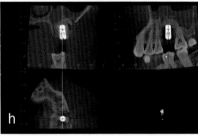

h. 术后 CBCT 可见黏膜存在一定增厚

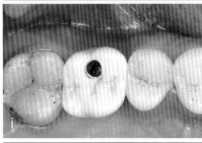

i. 6 个月后最终修复

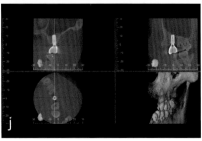

j. 戴牙后一年 CBCT 复查可见囊肿消失

五、上颌窦底提升术并发症的预防及处理

术者在术前询问病史及体格检查时应注意适应证的筛选，并应在术前影像学检查时知悉上颌窦的正常解剖与变异结构，并告知患者可能的风险和处理方法。上颌窦提升术中最常见的并发症为黏膜穿孔、种植体脱落、术中出血等。术后并发症则主要有鼻窦炎、血肿、创口开裂等。

1. 上颌窦黏膜术中穿孔

据报道，上颌窦黏膜穿孔率从0~53%不等（Testori等，2020），平均为19.5%，膜的穿孔会大大增加术后并发症的发生，例如急性或慢性鼻窦炎、肿胀、出血和移植材料的丧失等。为了减小窦黏膜穿孔的概率，术前CBCT检查仔细评估上颌窦的解剖结构非常重要。Lin等（2016）发现当窦黏膜厚度在1.5~2.0mm时有利于窦底提升术操作，而当窦黏膜厚度＜0.8mm或3mm时，穿孔风险会变高。Niu等（2018）发现当上颌窦外侧壁和内侧壁夹角＜30°时，穿孔发生率可达到37.5%。可见上颌窦越窄，黏膜穿孔的风险越高，故在第二前磨牙区行上颌窦提升时应格外小心（图6-6）。上颌窦间隔的存在也是造成上颌窦黏膜穿孔的常见原因之一（图6-7），同时也使外侧骨壁开窗更加复杂。Hungerbühler等（2018）的影像学研究中，总共观察到301例患者602个上颌窦内存在188个上颌窦内间隔，发生率约为31.2%，其中第一、第二磨牙区出现纵隔概率为37.2%，第三磨牙区出现纵隔概率为33%，前磨牙及尖牙占29.8%。Irinakis等（2017）根据走行不同将上颌窦间隔分为四种类型：①内外（冠状向）走行；②前后（矢状向）走行；③水平向（横断面）走行；④混合型。对于第一种类型，如间隔前后腔隙较大时应考虑采用双开窗法避开间隔（图6-8），当间隔前后宽度不大时也可以开一个窗后磨除间隔。注意上颌窦黏膜在间隔处的厚度较平坦处可能更薄（Rancitelli等，2015），剥离时应更加轻柔缓慢。

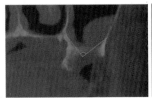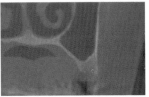

图 6-6　不同夹角上颌窦

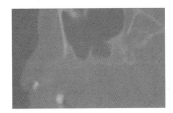

图 6-7　上颌窦骨间隔

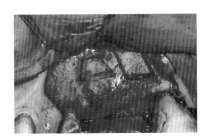

图 6-8　存在骨间隔时的开窗方式

有研究表明若采用超声骨刀，上颌窦黏膜穿孔概率将下降到 7%，且大部分发生在窦黏膜剥离的过程，而不是在骨开窗过程中。若剥离术中发现窦黏膜穿孔，临床医生需立即停止手术进程，仔细评估穿孔大小（图 6-9，图 6-10），以决定如何继续手术或放弃手术，具体应对策略见表 6-3。大范围穿孔时，一般不建议进行植骨，但也有文献报道（Proussaefs 等，2003）采用胶原膜包裹植骨材料形成口袋的方式来完成植骨术（如 Loma

Linda pouch 技术，图 6-11），但目前尚缺乏高质量文献支持其长期可靠性。如穿孔处理得当，不会影响种植体的存留率（Wang 等，2020）。

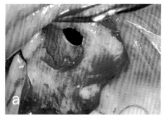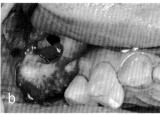

图 6-9　中等大小的穿孔可于下方垫入胶原膜继续完成植骨

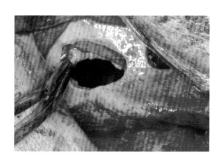

图 6-10　穿孔超过 10mm，需择期再行手术

表 6-3　不同大小穿孔处理策略

穿孔直径	处理	同期植入种植体
＜ 2mm	剥离抬起周围黏膜或者胶原膜覆盖	是
2~5mm	可吸收胶原膜覆盖	是
5~10mm	胶原膜或开窗骨片或缝合	不建议
＞ 10mm	择期手术或"Loma Linda pouch"	否

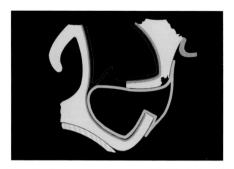

图6-11 "Loma Linda pouch"（蓝色为胶原膜）

2. 术中出血

上牙槽后动脉（PSAA）的解剖关系到侧壁开窗的安全，需要术前在CBCT冠状面中确认该血管的走行。Elian等（2005）分析50例CT发现左侧54.3%和右侧51.4%的病例可以观察到上牙槽后动脉，这是因为PSAA通常穿行在骨内，有时又会紧贴着上颌窦黏膜。其位置可以分为以下3种类型：①上牙槽后动脉位于窦黏膜和骨壁之间；②上牙槽后动脉位于骨壁中（图6-12）；③上牙槽后动脉位于骨壁外侧。对于情况①，可以使用超声骨刀进行开窗，减少损伤血管可能，然后将血管连同窦黏膜一同剥离抬起。对于情况②，应格外小心，尤其是当血管直径大于2mm时，一旦损伤将产生较大量出血，此时需要立即使用骨钳压骨壁进行止血（图6-13）。对于情况②，通常建议采用牙槽嵴顶入路或侧壁扁平状开窗的方式完成上颌窦黏膜提升植骨，或者放弃上颌窦底提升。对于情况③，通常可以连同黏骨膜瓣一同翻起，若垂直切口过长产生出血，可采用加压或电刀方式止血。

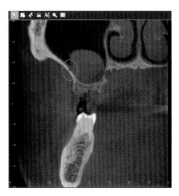

图 6-12　缺牙区上颌窦侧壁的上牙槽后动脉及潴留囊肿影像

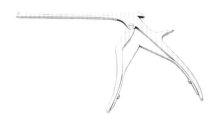

图 6-13　上颌窦止血钳

3. 种植体落入上颌窦

如果是术中落入上颌窦，可以直视下直接取出种植体，完成植骨术，择期再行种植体植入。如果是术后，或者愈合期甚至取模修复时掉入上颌窦内，则处理方法同第五章第四节。

4. 术后感染与鼻窦炎

处理方法同第五章第四节。

5. 植骨材料术后进入上颌窦

术中或术后的上颌窦黏膜穿孔均有可能导致术后植骨材料进入上颌窦，常见的症状有鼻子出血和骨粉颗粒从鼻孔排出，可能会阻塞窦口，造成引流障碍。从而产生慢性鼻窦炎甚至对眼睛的损坏和形成海绵窦血栓。如果术后 CT 显示植骨材料进入上颌窦腔，此时需要密切随访患者，并辅以局部和全身抗生素如舍雷肽酶肠溶片及鼻充血缓解物盐酸萘甲唑林滴鼻液，如果出现感染迹象则按术后感染原则处理。

6. 颊侧骨板折裂

上颌后牙区通常骨质疏松，为了获得初期稳定性，通常采用级差备洞方式预备窝洞，但当颊侧骨壁薄弱（图 6-14），开窗下缘离嵴顶距离较近时，在植入种植体时可能发生颊侧骨板的折裂，通常这些裂缝都是垂直向的且不伴有移位，一般无需特殊处理。有时骨折片可能发生移位暴露种植体，此时建议填入植骨材料并覆盖屏障膜，按 GBR 处理。如果发现种植体失去初期稳定性，则需要取出种植体延期植入。

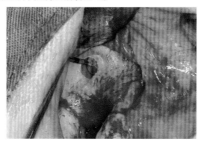

图 6-14　颊侧骨壁菲薄，存在折裂风险

7. 眶下神经损伤

眶下神经距离眼眶下缘约 10mm 处穿出眶下孔，侧壁开窗窦底提升时损伤较为少见，通常见于牙槽骨重度吸收患者，翻瓣过高所致。当近中垂直切口位于尖牙区时也应注意不可切割过高。

8. 邻牙牙髓坏死

邻近牙齿牙髓失活是一种罕见并发症。理论上，当上颌窦黏膜被提起时，可能会因毛细血管破裂而危及相邻牙齿根尖部的血液供应。Romanos 等（2014）报道了一组关于侧壁开窗窦底提升术后邻牙牙髓活力丧失的病例。在他们的病例系列中，三名患者在侧壁开窗窦底提升术后显示邻近牙齿失去活力，随后接受了根管治疗。

关键要点：

- 重度吸烟患者不建议进行上颌窦底提升手术。
- 切口应远离骨开窗位置至少 5mm。
- 避免操作中器械以软组织为支点，长时间压迫可能导致术后疼痛或软组织坏死。对于骨质菲薄的上颌窦外侧壁，牵拉器械也应注意不可过度用力于骨壁上。
- 侧壁开窗时，如果骨壁较厚可以考虑多种器械混合使用以提高开窗效率缩短手术时间。
- 骨窗边缘需要修整光滑，防止黏膜牵拉破损。
- 种植窝制备前应在窦腔内使用器械阻挡或者填入材料以防止钻针损伤上颌窦黏膜。
- 充填材料不宜过量，否则可能影响血供造成上颌窦黏膜穿孔或堵塞上颌窦窦口。
- 侧壁开窗窦底提升时使用屏障膜能阻止结缔组织进入上颌窦以及防止骨粉外溢，提高成骨质量。
- 若同期植入种植体但植体的初期稳定性欠佳，应采取颈部锁结装置（如使用窦提基台或采用颈部膨大种植体等）预防种植体掉入上颌窦内。

第七章

骨增量位点的软组织处理技术

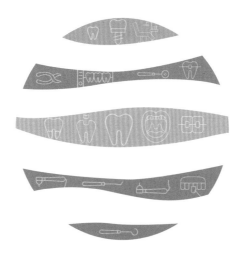

第一节

概述

牙缺失伴骨缺损患者进行种植修复过程中常常需要采用骨增量措施，包括 GBR 技术、骨劈开、骨挤压、块状骨移植等（Mirmari 等，2016；Summers 等，1994；McAllister 等，2007；Friberg 等，2016）。

随着骨增量技术的进一步普及，一些术后并发症也逐渐引起大家关注，如创口裂开等。Friberg 等（2016）发现创缘裂开会导致骨增量位点植入物直接暴露并增加感染风险。Urban 等（2019）也证明早期膜暴露可以导致植骨区的感染、可吸收胶原膜的降解，进而造成骨再生效果减弱乃至失败。而在种植并同期 GBR 中，Machtei 等（2001）与 Park 等（2008）的研究发现，未发生膜暴露组新骨形成量 6 倍于膜暴露组新骨形成。目前，钛网作为不可吸收膜被广泛利用，由于良好的机械性能，其维持空间的能力相比其他不可吸收膜更强（Elgali 等，2017），有研究认为其暴露发生率高达 50%（Strietzel 等，2007）。推测可能是钛网相对锐利的边缘及其机械记忆性进一步增加了膜暴露的风险

（Choi 等，2016）。

有学者认为（Chao YC 等，2015）骨增量手术创口关闭的危险因素包括：角化龈＜3mm；软组织薄；软组织张力大；前庭沟浅；垂直向与水平向复合缺损或垂直向牙槽嵴缺损＞3mm；骨增量时使用刚性或不可吸收膜。其中，针对软组织张力大的问题，可以通过合理运用软组织减张术，又称软组织松解术，有效降低骨增量位点软组织张力，从而实现初期创口关闭、软组织正常愈合、保护骨增量手术植入物不暴露（Romanos 等，2010）。

因此，除了前述章节的硬组织处理技巧及相关生物材料的选择之外，骨增量位点的软组织处理技术对于骨增量的效果、种植牙的美观和长期行使功能同样非常关键（Hutchens 等，2018）。在关注硬组织的同时，术者还需要掌握种植位点的软组织处理技巧。

第二节

骨增量位点软组织手术原则

一、设计先行原则

术前应进行全面详细的手术设计，须考虑的方面包括软组织表型、选择翻瓣或者不翻瓣、采用半厚瓣还是全厚瓣、需要的切口数量、是否应做垂直辅助切口等等。切口设计应尽可能简化，切口位置应综合考虑术区位置、解剖特点、欲采用的外科技术、伤口的愈合等。参考 Greenstein 等（2009）和 Romanos 等（2010）提出软组织切口和瓣的具体设计思路，笔者认为局部软组织处理的设计要注意以下几点。

1. 血供优先原则。

2. 不在污染区域做切口，降低感染风险。

3. 垂直切口应置于特定位置，如龈乳头及唇颊侧近远中中点处不做切口。龈乳头部位容易产生污染，组织脆弱，而且缝合时针无法水平穿过。另外唇颊侧近远中中点处是唇颊侧最突出的部分，也是牙龈缘最靠根方的部分，刺激后容易发生退缩。

4. 复杂手术切口可以长一些，以备手术方案改变。如果切开后要植骨，最好要超过预计的骨缺损范围做切口。过小的切口会延长手术时间，反而造成更大的创伤。如果手术不够熟练，要把切口范围扩大，熟练后在充分暴露手术野的前提下，尽量减小切口范围。

5. 切口与关键术区（植骨区）有一定距离。

6. 在做牙龈弧形切口的时候，从保障牙颈部的血运和容易缝合的角度考虑，切口要与龈缘距离 5mm 以上，操作熟练可以设定在 3mm 左右。

7. 为了缝合时能正确对位，长切口切开时可以刻意形成"角"或者"台阶"。

8. 熟知口腔内血管神经的走行和分布，避免切断血管、神经、唾液腺导管等，切口与牙列平行，让所设计的瓣及移植组织能够获得良好的血供。

9. 考虑是否容易缝合，保证软组织无张力关闭。

10. 牙龈生物型为薄龈型者，在切开牙龈时应垂直表面而不宜做斜形切口，以免斜向切开后切口边缘牙龈组织血供不佳、愈合延迟。

二、血供优先原则

若种植位点软组织瓣血供不佳，则术后可能导致组织瓣坏死、术区感染、植骨失败及预后不佳等问题，所以软组织瓣的血供是软组织处理关键中的关键。关于软组织血供问题，术者应明确以下几点（Greenstein 等，2009；Romanos 等，2010）。

1. 尽可能使瓣的基部宽于冠部以保证足够的血供。

2. 做垂直切口时，翻起的瓣应始终包括含有血管的黏膜下层。同时瓣的长宽比不应当大于 2.5 : 1。

3. 单纯黏骨膜的翻瓣就会引起血管损伤，而血管恢复时先从正对牙的位置（不是牙之间）开始，来自于牙周膜纤维中的侧支血管启动创口的早期愈合。

4. 牙周组织的血供包括骨膜上血管、牙槽骨内血管、牙周韧带血管（而种植牙没有牙周韧带），所以天然牙周软组织手术比种植体周的软组织手术愈合更好。

三、创口无张力初期关闭原则

骨增量位点移植物的存在会导致创口软组织存在张力，若不减小软组织张力，则术后存在创缘裂开、创口感染的风险（Friberg 等，2016；Romanos 等，2010）。软组织减张是通过一定术式，将黏骨膜瓣完全翻开至膜龈联合根方 10mm 以上，然后在膜龈联合的根方使用手术刀进行松解以降低张力的技术，松解时注意避开角化龈（Romanos 等，2010）。

四、操作中的创区组织保护原则

软组织减张术中应注意保护创区组织，术中应操作轻柔以减少患者肿胀和不适。始终将器械抵在骨面，不压迫软组织，同时吸唾管应该在骨面来回移动以免激惹软组织。组织暴露和干燥的时间影响术后肿胀的程度，因此，手术应尽量减少操作时间，并始终保持瓣的湿润。在较长手术时间后，可利用生理盐水湿润组织瓣并将其适当伸展，防止组织瓣收缩（Greenstein 等，2009）。在手术过程中也应始终小心局部及周围的重要结构、组织。

软组织切口设计

一、单颗前牙切口

以单颗前牙为例，在骨增量手术中最主要的是龈沟切口 – 嵴顶切口 – 角形瓣（图 7-1a）和龈沟切口 – 嵴顶切口 – 梯形瓣（图 7-1b）。前者包括一个沿着龈沟、嵴顶的切口，该切口水平延伸到至少 1 颗邻牙，然后向根方做一个垂直减张切口延伸至膜龈联合根方。该切口适用于薄龈生物型、近远中术区空间不足，以及术区需要植入移植物的患者（Park 等，2012）。龈沟切口 – 嵴顶切口 – 角形瓣的优势在于翻瓣范围较大，因而术区视野较好；瓣的血供好，减张切口只有一个，术后瘢痕小；瓣覆盖好，易于关闭创口，张力小，并且易于在术中根据具体情况灵活更改切口设计。其缺陷在于需要翻开龈乳头、植骨量大时可能有张力，可能发生骨组织吸收和软组织退缩。龈沟切口 – 嵴顶切口 – 梯形瓣和龈沟切口 – 嵴顶切口 – 角形瓣的区别在于梯形瓣需要两侧各做一条垂直减张切口延伸至膜龈联合根方，适应证两者类似（Park 等，2012）。梯形瓣的优点是术区视野好、瓣的活动度更大、有利于牙槽骨形态重塑及骨移植物植入，但双侧垂直切口会有更大的瘢痕，也会破坏血供并可能导致潜在的骨吸收、软组织退缩。

除了上述龈沟切口 – 角形瓣和梯形瓣之外，单颗牙切口还可使用龈沟切口 – 牙槽嵴顶切口（图 7-1c）、保留龈乳头切口（图 7-1d）等。龈沟切口 – 牙槽嵴顶切口一般适用于术区条件好，不需要植骨的病例。大多数情况下切口应略偏腭侧（Papalexiou 等，2006）。保留龈乳头切口开始于沿牙槽嵴顶的水平切口，并终止于距邻牙 1mm 处，再以一定角度倾斜延伸做双侧颊或腭侧的垂直切口，与水平切口相连。当缺牙区邻牙的邻面牙槽嵴顶与触点的距离大于或等于 6~7mm 时，就可以采用避开龈乳头的切口。保留龈乳头切口适用于薄龈生物型，利于保留邻间隙组织，能够减少软组织创伤、术后疼痛、肿胀和不适，预防感染（Greenstein 等，2014）。

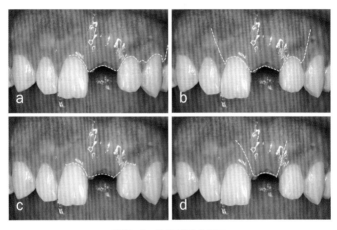

图 7-1　骨增量手术切口

a. 角形切口；b. 梯形切口；c. 龈沟 – 牙槽嵴顶切口；d. 保留龈乳头切口

二、曲棍型切口

对于要求黏膜松解较大的病例，一般都要考虑采用垂直切口。进行垂直切口时，原则上应使用新的刀片（15 号或 15C）垂直于牙槽嵴从龈缘向根方进行切开，因为形似"曲棍"，故也称为曲棍型切口（Tinti 等，1998）。

三、远距离切口

同样对于要求黏膜松解幅度较大的位点，垂直切口应远离骨增量位点。这样操作是为了增加翻瓣范围，加大软组织瓣的动度。Tinti 等（1998）进行下后牙区垂直骨增量时颊侧采用的切口是曲棍型切口，舌侧切口延伸至舌侧近中至少 3 颗牙，同时应注意舌侧垂直切口超过膜龈联合最多 1mm。Urban 等（2014）在下颌后牙区进行垂直骨增量时沿用了这一手术方式，常规使用嵴顶水平切口及垂直松解切口，但垂直切口距离较远，距植骨区域至少一个牙位，若在无牙颌区则至少距植骨区域 5mm；全厚瓣翻瓣需越过膜龈联合且需越过植骨区域根方至少 5mm，在下颌后牙区则翻瓣需越过下颌舌骨肌线，同时，颊舌侧组织瓣均增加骨膜减张切口以达到充分松解。

第四节
软组织松解方法与切口

在面对不同的解剖条件、骨缺损量，需要使用具有针对性的软组织松解方法。Greenstein 等（2009）针对骨增量多少进而对存在不同瓣松解量需求提出了分类并就松解术式提出了建议：小幅松解（< 3mm）、中度松解（4~6mm）及最大松解（≥ 7mm）。小幅松解仅通过在膜龈联合根方延展全厚组织瓣实现，中度松解需要结合 2 个垂直切口和额外的骨膜减张切口，最大松解则主要应用于垂直骨增量，这需要更深的骨膜减张切口（3~5mm，深及黏膜下层），以及利用半厚瓣等较为复杂的软组织处理方式。

一、全厚 / 半厚瓣结合法

半厚瓣指翻瓣时切透黏膜下层但不翻开骨膜，软组织瓣活动性好，大大降低了软组织瓣张力，并且保留骨膜能够更好地维持牙槽骨的血供。此外，将骨膜和较薄的结缔组织层留在牙槽骨表面可形成一个"受体床"，植入的结缔组织移植物可以同时从黏膜下层和骨膜两个方向获得营养。半厚瓣的缺陷在于因不包含骨膜，其本身血供较差，且手术制备方法复杂，需要尽量增加瓣的厚度。全厚瓣指翻瓣时切透黏膜下层及骨膜，在保证骨膜完整的情况下将骨膜一并翻起。其优势在于瓣较厚因而本身血供较好，且制备简单，但翻起骨膜时可导致骨膜血管及沙比纤维撕裂，软组织移植物的营养供给不如半厚瓣。

临床为了增加软组织瓣的活动度，常采用全厚瓣 – 半厚瓣结合的方式进行组织瓣制备，也即在靠近峰顶的需要植骨的部分采用全厚瓣，而在靠近根方的组织瓣采用半厚瓣。由于全厚 – 半厚瓣交界的位置骨膜已被切断，整个软组织瓣的动度会显著增加。

二、骨膜减张切口

经典骨膜减张切口（PRI）曾经是临床上最常用的骨膜减张切口（图 7-2），是评价软组织减张术式效果的金标准（Zazou 等，2020）。Park 等（2012）通过垂直切口结合骨膜减张切口进行软组织松解，通过第一个垂直切口可以获得 1.1mm 的组织延展，通过第二个垂直切口可以获得 1.9mm，通过骨膜减张切口可以获得 5.5mm 的组织延展。但随着时间推移，越来越多的临床报道显示，经典骨膜减张切口造成患者术后肿胀明显且屏障膜暴露率高（Zazou 等，2020）。故后续又有学者提出一种改良骨膜减张切口（MPRI），先做一条深度不超过 0.5mm 的切口，切口使组织瓣分为冠方部分和根方部分。偏向牵拉开冠部，使用张力梳、刀背或钝头器械沿切口往冠方"刮刷"以松解黏膜瓣（图 7-3）。

在颏孔部位，先暴露颏神经，再越过颏神经进行减张，该方法可防止出现神经并发症（Yong 等，2015）。根方骨膜分离切口将根部组织瓣与骨膜分离，矢状面观根方分离切口平行于骨膜且不能切透黏膜下层。

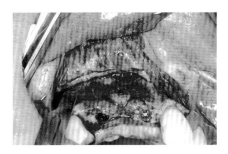

图 7-2　经典骨膜减张切口

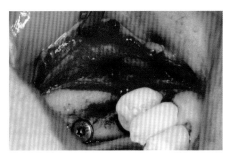

图 7-3　改良骨膜减张切口

改良骨膜减张切口的优势在于骨膜减张切口＜ 0.5mm，可以减少传统方法切透黏膜下层后带来的术后并发症；同时通过侧向拉伸以及根方分离切口使得组织瓣可以获得至少 15mm 的延展幅度（Yong 等，2015）。此外，术中直接暴露颏神经可使得临床医生能在不损伤或切断神经的情况下对该区域进行治疗。相较于经典骨膜减张切口，改良骨膜减张切口的缺点在于患者术后疼痛明显（Zazou 等，2020）。

另一种经常提及的技术骨膜刮刷术，实际上也是一种改良骨膜减张切口，可用于前牙严重骨量不足或者下颌后牙区牙槽骨严重萎缩、预期需要骨增量较大的患者（Ronda 等，2015）。首先，翻开全厚瓣暴露缺损区域，小心识别颏神经，将刀片垂直于骨膜从远中到近中在膜龈联合根方做一条横向的减张切口，约 1mm 深，并远离至少一个牙位做颊侧垂直切口。根据需要，用解剖镊牵住瓣膜，使用特殊器械或者新的刀片做刮刷运动以离断骨膜纤维分离瓣膜的浅层和深层（图 7-4）。该方法能够显著提高减张幅度，减张切口后使用骨膜刮刷术平均可获得的减张幅度约为 13.2mm±4.8mm（单纯使用减张切口幅度约为 5~8mm）。术者刮刷右侧瓣膜时动作为从根尖向冠方，刮刷左侧瓣膜时为从冠方向根方（Ronda 等，2015）。也有建议应先围绕颏神经进行弧形切口，然后使用剪刀或脉镊做张开动作进行钝性分离。

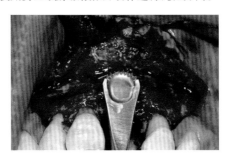

图 7-4　骨膜刮刷术

三、黏膜－骨膜双层瓣技术（DFI）

双层瓣技术（图 7-5）是将黏骨膜瓣的黏膜和骨膜分离以释放张力，能够减少疼痛及软组织损伤，降低肿胀、过度出血和创缘裂开的概率（Hur 等，2010；Zazou 等，2020）。双层瓣能够获得约 14.5mm 的软组织瓣推进，适用于骨增量需求大且牙龈为厚龈表型的患者。

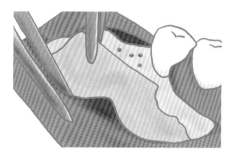

图 7-5　双层瓣技术

首先作嵴顶水平切口及颊侧近中垂直切口（内外层均切透），需要注意垂直切口需要保留邻牙龈乳头，并延伸至膜龈联合，在颊侧将全厚瓣分成黏膜及骨膜两部分。先翻半厚瓣而使骨膜留在骨面上，再将骨膜翻开。放置植骨材料和屏障膜后，骨膜层与黏膜层先后分别与舌侧全厚瓣角化龈缝合（Hur 等，2010）。另外，双层瓣法的操作流程不尽相同，但原理一致，均是利用骨膜层与黏膜层分开，而增加了致密骨膜的活动度（大部分软组织关闭的张力来源）。

还有学者提出了骨膜兜袋瓣（periosteal pocket flap），方法与双层瓣技术有一定类似。该法适用于刃状牙槽嵴水平骨增量的非同期植入病例，将软组织瓣分成骨膜、黏膜两部分，分离后形成兜袋，在袋内填入骨移植物（Steigmann 等，2012）。内层没有垂直切口，外层结合垂直切口，加大组织瓣动度保证创口无张力关闭；内层不与骨面分离，保证稳定性。

有学者提出先作牙槽嵴顶侧方靠近腭侧的水平切口及垂直切口，翻开黏膜层后在黏膜层基底部作切口再反向翻开骨膜层，即"反向双瓣法"（Kan，2016）。表层和深层组织的蒂部分别在颊舌侧，也是两层组织，分别缝合。这些方法从本质上讲是类似的。

四、下颌后牙舌侧瓣冠向移位技术

在下颌后牙区进行骨增量，如果颊侧软组织瓣推进不足以在移植部位实现初期闭合，则需要进行舌侧软组织瓣松解。传统的舌侧松解法要求用剥离子推动湿纱布钝分离舌侧全厚瓣到下颌舌骨肌，用 Pritchard 牵拉器暴露组织瓣内侧下颌舌骨肌附着部分，将器械插入黏膜下与附着结缔组织间向冠方牵拉并离断。该技术称为下颌后牙舌侧瓣冠向移位技术（CALF）（Ronda 等，2011）。图 7-6 就是进行舌侧瓣冠向移位后的状态。在这一区域进行操作时注意勿损伤舌神经，也有学者建议用手指从后份将部分下颌舌骨肌从骨面离断（Romanos 等，2010）。

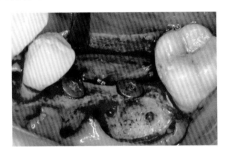

图 7-6　舌侧瓣冠向移位技术

Urban 等（2018）进一步提出改良这一技术，他将下颌舌侧分为 Ⅰ 区（磨牙后垫）、Ⅱ 区（下颌舌骨肌高位附着）和 Ⅲ 区（下颌舌骨肌深面附着），提出了横跨 Ⅰ - Ⅲ 的保护下颌舌骨肌松解切口，并根据 Ⅰ - Ⅲ 区特点分别处理。Ⅰ 区组织富有弹性，操作较为容易，可使用骨膜剥离器轻柔地将磨牙后垫从骨面翻开，向冠方翻起。之后，在 Ⅱ 区找到下颌舌骨肌，将肌肉上方的软组织钝性分离轻柔翻向舌侧，这样的话，组织瓣将会从肌肉上方的软组织分离。在肌肉附着部位操作应深一些以确保舌侧组织瓣不要过薄以免组织因血供不足而坏死，导致骨膜暴露。Ⅲ 区则采用"曲棍球型"骨膜切口，并以辅助的舌侧面垂直切口延伸至Ⅱ区，用 15 号刀片部分钝性分离骨膜，将刀片旋转 90° 轻扫进行黏膜松解。骨膜切开后，用骨膜剥离器做冠向剥离以让Ⅲ区具有充分的松解度，防止距离牙齿最远中的部分发生骨膜暴露。

五、剪刀分离黏膜法

首先常规翻全厚瓣，镊子牵拉组织瓣，然后将剪刀深入到骨膜下，剪刀张开分离骨膜与下方组织后剪断，之后在根方 1mm 处重复操作，需要注意的是不能在组织瓣较薄的位置分离剪断骨膜，在进行多个剪断断口之后可以达到组织瓣的充分松解（Inoko 等，2018）。

六、反向骨膜瓣

反向骨膜瓣（图 7-7）是在翻起颊侧（舌腭侧）黏骨膜瓣后，在瓣的内面根部做水平切口，深度大约是 1/2 瓣的厚度，再用手术刀从切口进入由根方向冠方将翻起的黏骨膜瓣分离，使得瓣的内侧面被翻出，延长了组织瓣（Fugazzotto 等，1999；Rosenfeld 等，2014）。该方法可获得较长的组织瓣延展可以覆盖牙槽嵴顶，常用于位点保存或即刻种植创口的关闭，但其手术操作难度大，并且分离后的组织瓣较薄，血供相对较差，可能存在较高的坏死风险。

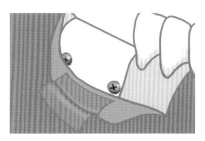

图 7-7　反向骨膜瓣

七、腭侧冠向滑行瓣

常规 GBR 适用。先作常规嵴顶水平切口及垂直切口翻开全厚瓣，后将全厚瓣沿冠方至根方切开分离出约 2mm 厚的半厚瓣，在全厚瓣根方再作水平切口，在深于前述半厚瓣的平面沿根方至冠方同样分离出约 2mm 后的组织瓣，共将全厚瓣分离成 3 层以充分延展腭侧瓣，使其向冠方滑行（Tinti 等，1995）。

八、多层组织切口

先在颊侧常规翻全厚瓣至膜龈联合根方 2~3mm，后在全厚瓣内侧作两次冠根向切口使全厚瓣根方组织分成两个半厚瓣及未分离的骨膜层，结合腭侧冠向滑行瓣，可达到创口无张力关闭（Hürzeler 等，1999）。

除了选择适当的技术方案进行软组织松解，在完成骨增量后，还需要对创口进行恰当的缝合。可以采用屏障膜固定缝合法（图7-8），即从腭侧进针，唇侧固定在软组织瓣的骨膜部分，再从腭侧出针打结。该方法可以减少局部外层软组织瓣的张力。或者也可以采用如"Urban"缝合法（图7-9），该方法建议先采用褥式缝合对位颊舌侧瓣，软组织切口边缘再进行间断缝合，这种方法局部软组织松解有一定盈余，能代偿软组织在愈合过程中的挛缩。

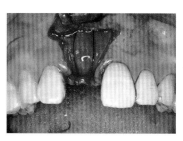

图 7-8　屏障膜固定缝合法

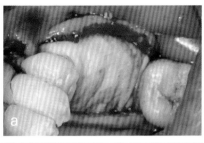

图 7-9 "Urban" 缝合法

a. 植骨后局部情况

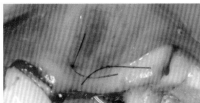

b. 先进行水平褥式缝合

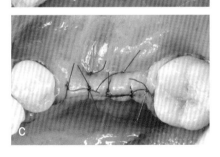

c. "Urban" 缝合法

软组织松解方法临床效果

　　骨增量手术中应注意评估术区周围软组织张力大小，以决定是否需要进行软组织减张术。检查软组织张力时，应使用牙科镊将软组织瓣向冠方提起以评估组织瓣张力，注意勿使用外科手术镊，否则可能导致软组织瓣穿孔，同时提起软组织瓣时不要过度牵拉。检测瓣膜张力时，应将唇颊侧瓣膜牵拉覆盖舌侧或腭侧（图 7-10），如果不能达到 3~5mm 的覆盖，则说明瓣膜的张力很大，可使用眼科剪进行肌层减张；或者将其牵拉到目标位置，放开后保持原位，不回弹（Romanos 等，2010；Greenstein 等，2009）。

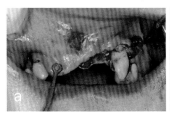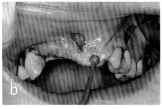

图 7-10　检查软组织瓣两侧张力

　　目前软组织松解的技术种类繁多，百花齐放，但骨膜减张切口配合垂直切口仍然是软组织松解的金标准（Zazou 等，2020）。Ogata 等（2013）在 12 个位点利用骨膜减张切口进行骨增量，平均达到了 7.1mm 的松解量，Zazou 等（2020）同样在 10 个骨增量位点仅使用骨膜减张切口甚至获得平均 10.2mm 松解量，但需要指出的是，当作常规切口后仍存在张力时需要加深切口深度至肌层，或在根尖方向再做一平行切口（Romanos 等，2010），这增加了出血、肿胀以及黏膜裂开导致屏障膜暴露等风险，尤其是在需要 7mm 以上最大松解量的情况下（Greenstein 等，2009）。另外，是否常规作垂直切口也存在一定争议，Kim 等（2015）提出垂直切口存在一定缺陷，一方面由后牙区向前的血供被垂直切口离断，这可能导致前牙区美学风险增加，另一方面切口边缘处的肌肉纤维收缩会导致局部的张力增大也不利于创口关闭，因此提出了结合表情肌切口（口轮匝肌或颊肌）进行松解的方法，在 40 个骨增量位点使用该方法，平均获得 7mm 以上松解量，且没有发生早期屏障膜暴露事件。

当骨增量范围过大时，相应屏障膜暴露的风险也增大，对软组织松解提出了更高要求，如前述，针对经典技术的局限性，多种技术被提出。Ronda 等（2015）在 69 个下颌后牙区骨增量位点使用下颌后牙区侧瓣冠向移位技术，松解量最高达 12mm，均未发生早期屏障膜暴露；Windisch 等（2021）使用双瓣法在 23 个垂直骨增量位点进行松解，均未发生意外事件，术后检查在垂直向和水平向分别获得了 3.2mm 及 6.5mm 的骨增量。一项随访 6 月的临床随机对照研究显示，双瓣法（9.64mm）相对经典骨膜减张切口（7.13mm）可获得更多松解，术后疼痛、肿胀及出血概率更低（Ogata 等，2013）。

另一项临床随机对照研究（Zazou 等，2020）对比了四种黏膜松解方法获得的组织延展量，发现下颌后牙舌侧瓣冠向移位技术（CALF）可以获得 19.9mm 的组织松解量，双瓣法（DF）、改良骨膜切口（MPRI）和骨膜减张切口（PRI）分别可以获得 14.4mm、10.7mm 和 10.2mm 的松解量，骨膜减张切口（PRI）的组织松解量最小。四种方法进行松解获得的组织延展量是有显著差别的。PRI 会有更多的并发症，可能会影响血供。DF 疼痛最轻。可见，面对需要大幅度骨增量时，经典骨膜减张切口的减张效果不足，单独使用增大了并发症风险。

种植位点软组织处理相关并发症的种类及预防

进行软组织松解须时刻注意软组织瓣的厚度、血供、张力大小等情况，考虑骨增量需求，进行充分的术前准备及设计，选择合适的松解方法，防止以下由软组织松解导致的并发症。在种植位点进行软组织处理，常见的并发症如下。

一、手术并发症

松解通过一系列骨膜浅表切口获得，不适当的操作可能导致组织瓣裂开以及神经或血管性并发症。①组织瓣缺血坏死导致创口裂开：往往由于过度切开造成局部血供不足，组织瓣局部缺血坏死导致，可在术后一周内发生，一般保持术区清洁结合氯己定使用可自行愈合，但严重者可继发屏障膜暴露和感染（Lim 等，2018）。术前需要对组织瓣厚度进行充分评估，尤其在薄龈表型病例中，避免过深的切口甚至切透黏膜。②神经性并发症：由于术中下颌颏神经和舌神经、上颌眶下神经和腭大神经纤维的直接损伤，导致暂时或永久性感觉异常、麻木（Fontana 等，2011）。③血管性并发症：舌下间隙内的舌下动脉、肌纤维和其他内容物、上颌的腭大动脉等易受到损伤，导致出血和水肿（Fontana 等，2011）。神经及血管性并发症相似，均由重要解剖结构的直接破坏导致，这要求术者结合术前检查，充分熟悉相关解剖结构，术中进行辨认与游离从而避免损伤。

二、愈合并发症

愈合并发症主要是屏障膜暴露。最早可于术后 2 周发生，很可能由创缘开裂发展而来，研究指出，下颌后牙舌侧瓣冠向移位技术相对双瓣法和传统骨膜减张切口，膜暴露发生率及平均暴露量均较小（Zazou 等，2020）。研究显示屏障膜暴露后细菌需要 3~4 周进行定植（Simion 等，1994），当暴露小于 3mm 且无症状时，结合氯己定每日两次使用及密切随访，最多可维持 1 月时间而不作特殊处理；若暴露较多，但无渗出物，需要将膜取出并进行缝合防止进一步感染；而一旦发现渗出物或脓液，需要立刻将屏障膜取出，刮除骨移植物（Fontana 等，2011；Plonka 等，2017）。需要注意的是，屏障膜暴露同时也是 GBR 手术的常见并发症之一（35%），手术中不正当的操作流程如软组织松解不足也是膜暴露的危险因素（Lim 等，2018），因而需要术者充分把握松解技术。另外，术前其他相关风险如牙周炎、邻牙根尖周炎症以及任何邻牙的病理性改变，也必须在术前进行处理（Fontana 等，2011）。

关键要点
- 骨增量位点的软组织处理应遵循"设计先行、血供优先、创口无张力关闭"的基本原则。
- 骨增量技术最常见的术后并发症便是发生创缘裂开。创缘裂开最主要的原因是局部软组织张力过大。
- 软组织松解（减张）按松解程度可分为小幅松解（＜3mm）、中等程度松解（4~6mm）和最大松解（＞7mm）。
- 骨膜减张切口配合垂直切口仍然是软组织松解的金标准。
- 总体而言，各减张切口的松解量对比：舌侧瓣冠向移位技术＞双瓣法＞改良骨膜切口＞经典骨膜减张切口。